手术室医疗设备管理与使用

主 编 张军花 周 萍 卜文君 朱小冬

科学出版社

北 京

内 容 简 介

本书的编写以临床实用为宗旨，以简便、规范、实用、便于学习为目标，重点介绍手术室常见医疗设备的种类及安全使用操作规程，主要内容包括手术室常见医疗设备的种类、各式医疗设备的安全使用原则、医疗设备规范化的使用方法及步骤。希望本书可以帮助广大医务工作者正确、安全地使用手术室相关医疗设备。

本书内容丰富、实用性强，可作为手术室护理人员日常手术护理配合工作的操作规范和标准参考用书。

图书在版编目（CIP）数据

手术室医疗设备管理与使用 / 张军花等主编 . —北京：科学出版社，2020.6

ISBN 978-7-03-065110-5

Ⅰ.①手… Ⅱ.①张… Ⅲ.①手术室 – 医疗器械 – 设备管理 Ⅳ.① R197.39

中国版本图书馆 CIP 数据核字（2020）第 081323 号

责任编辑：杨卫华 戚东桂/责任校对：杨 赛
责任印制：赵 博 / 封面设计：龙 岩

科学出版社 出版

北京东黄城根北街16号
邮政编码：100717
http://www.sciencep.com

北京汇瑞嘉合文化发展有限公司 印刷
科学出版社发行 各地新华书店经销

*

2020年6月第 一 版　开本：787×1092　1/16
2020年6月第一次印刷　印张：20
字数：456 000

定价：128.00元
（如有印装质量问题，我社负责调换）

《手术室医疗设备管理与使用》
编写人员

主　编　张军花　周　萍　卜文君　朱小冬

副主编　龚凤球　甘蔚明　肖　明　王韶莉

编　者　（按姓氏汉语拼音排序）

卜文君（南方医科大学南方医院）

陈凌武（南方医科大学深圳医院）

陈妙钿（汕头大学医学院第一附属医院）

程忠才（清远市人民医院）

邓晨晖（广东省中医院）

甘蔚明（广州市第一人民医院）

龚凤球（中山大学附属第一医院）

何巧芳（南方医科大学珠江医院）

侯利环（暨南大学附属第一医院）

黄素珍（佛山市中医院）

黄婉芸（茂名市人民医院）

蒋劲林（汕头大学医学院第一附属医院）

廖淑芬（中山大学附属第一医院）

刘婕婷（佛山市第一人民医院）

刘佩珍（广州市妇女儿童医疗中心）

刘晓莹（广州医科大学附属第一医院）

刘新莲（广东省人民医院）

刘艳玲（中山大学肿瘤防治中心）

刘燕君（广东省第二人民医院）

罗小平（中山市人民医院）

钮敏红（深圳市第二人民医院）

潘丽芬（中山大学孙逸仙纪念医院）

孙红玲（广州医科大学附属第一医院）

田　甜（广东三九脑科医院）

王　萍（中山大学附属第一医院）

王韶莉（广东省韶关市粤北人民医院）

肖　明（北京大学深圳医院）

谢　庆（广东省人民医院）

杨　春（中山大学附属第三医院）

杨朝蓉（揭阳市人民医院）

张军花（南方医科大学南方医院）

张晓春（广东医科大学附属医院）

张泽勇（广州医科大学附属第一医院）

张志慧（广州市第一人民医院）

钟　奕（南方医科大学南方医院）

周　萍（南方医科大学珠江医院）

周庆祝（南方医科大学珠江医院）

朱小冬（东莞市人民医院）

序

随着医学科学的发展，大量精密、贵重、高科技、先进的医疗仪器设备应用于手术过程中，保障了外科高、新、尖手术的开展，提高了手术的安全系数。为保证手术中仪器设备的正常运行，对手术室护理工作提出了更高的要求。为了帮助各级手术护理人员掌握手术设备的使用方法，提升手术护理质量，保证手术患者安全，广东省护士协会手术室分会 30 多位优秀的手术室护理专家和教育专家编写了《手术室医疗设备的管理与使用》。

该书内容覆盖面广，几乎涉及所有外科手术中的仪器设备，包括手术室通用设备，如手术床、照明设备、医用内镜等；急救类设备；医疗器械灭菌设备；各科专用设备，如普通外科、心胸外科、泌尿外科、神经外科、骨科、妇科、眼科、耳鼻咽喉－头颈外科等的各类仪器设备。书中以图片的形式详细介绍了手术仪器设备的使用方法、故障排除方法和保养技巧，通俗易懂。该书对手术室规培护士的入门、各层级护士核心能力的培训具有很大的临床指导意义。相信广大手术室护理同仁一定能从中获益。

张广清

2020 年 1 月

前　言

随着医疗、教学、科研等管理的日趋规范化、科学化和标准化，手术室护理专科特色越来越明显。手术室为外科手术治疗和急危重症抢救的场所，其护理工作具有特殊性，管理模式也不同于其他科室。21 世纪医学科学领域的进步与发展，外科手术技术和医疗技术的更新、完善，新技术、新设备的不断涌现，使得专科分类更细，手术室成为各种新技术、新方法的集结地，许多医学领域的高科技产品、设备大多首先应用于手术室，手术室护士面临着新的锻炼和考验，这也给手术室的护理管理工作带来挑战。本书从手术室护理临床实践和教学需求出发，建立和落实标准，根据仪器设备的特殊性制定标准流程。本书的目的在于为广大手术室护理人员提供仪器设备安全使用的规范化操作指南，使手术室护士的操作标准化、规范化和精确化，提高手术室护士的工作质量和工作效率，满足医院发展和临床手术治疗的需求。

手术室护理是一项技能要求非常高的专业，为了能准确反映这一特点，本书配备了大量流程图及操作图，直观地展现仪器设备使用的标准流程。本书系统介绍了常见的 12 种手术室通用设备，涉及神经外科、耳鼻咽喉 - 头颈外科、眼科、心胸外科、普通外科、泌尿外科、妇科、骨科 8 个专科的多种专业设备，以及 4 种急救设备和 2 种消毒灭菌设备，详细介绍了各种设备的适用范围、操作流程、使用注意事项、仪器的基础保养及维护等内容，并突出相关特色。

在此感谢全体编写人员为此付出的辛勤劳动。由于编者水平有限，书中难免有不足之处，恳请读者批评指正，以便再版时完善。

张军花

2020 年 1 月

目　　录

第一篇　总　　论

第二篇　各　　论

第一篇

总　　论

第一章 医疗设备的概述

医疗设备是科技现代化程度的重要标志，是医疗、科研、教学工作最基本要素，是不断提高医学科学技术水平的基本条件，其已成为现代医疗的一个重要领域。医疗的发展在很大程度上取决于仪器的发展，甚至在医疗行业发展中其对能否突破瓶颈也起到决定性的作用。

一、基 本 概 念

1. 医疗设备　是指直接或间接用于人体的仪器、设备、器具、体外诊断试剂及校准物、材料，以及其他类似或相关物品，包括所需要的计算机软件；其效用主要通过物理学等方式获得，不是通过药理学、免疫学或代谢的方式获得，或者虽然有这些方式参与，但是只起辅助作用。

2. 医疗设备使用单位　是指使用医疗设备为他人提供医疗等技术服务的机构，包括取得医疗机构执业许可证的医疗机构，取得计划生育技术服务机构执业许可证的计划生育技术服务机构，以及依法不需要取得医疗机构执业许可证的血站、单采血浆站、康复辅助器具适配机构等。

3. 大型医用设备　是指使用技术复杂、资金投入量大、运行成本高、对医疗费用影响大且纳入目录管理的大型医疗器械。

二、使 用 目 的

（1）疾病的诊断、预防、监护、治疗或缓解。
（2）损伤的诊断、监护、治疗、缓解或者功能补偿。
（3）生理结构或生理过程的检验、替代、调节或支持。
（4）生命的支持或维持。
（5）妊娠控制。
（6）通过对来自人体的样本进行检查，为医疗或诊断目的提供信息。

三、设 备 特 性

一般的医疗过程包括3种性质不同且有联系的内容：诊断、治疗和监护。诊断是确定生理上发生异常的原因和程度；治疗是采用各种方法作用于患者，以期在结构和功能上向正常方向变化；而监护则是在治疗过程中，监视疾病及其治疗过程，并据此改进医疗措施。

用于上述医疗内容的医疗设备分别称为：诊断设备、治疗设备和监护设备。

诊断设备和监护设备在功能上相似，都是测定患者的状况，并要求对患者的影响极小。但两者目的不同，测量的时间和精度要求也不同。诊断设备是在医疗过程的开始和结束时短时间运用，并且要求精确地定量测量；而监护设备是在治疗的过程中长时间运用，精度要求低，主要是趋势的测定。由于功能的相似性，诊断设备和监护设备有时被归位一类，它们有时有相同的检测内容，如心电图，甚至可能以相同的仪器用于诊断和监护。

治疗设备与其他两者有很大的区别，诊断和监护设备要求对患者的改变越小越好，治疗设备是要对患者的机能或状况产生改变。对治疗设备的要求是：对患者必须确保应有的治疗效果，而不引起不必要的变化。由于治疗设备是有能量作用于人体的，因此多少会有些副作用，即使是同一种设备，随着环境的变化，患者病情的不同，同一患者治疗部位的不同，同一部位病情的变化，各种情况可能需要不同的能量形式和能量水平，否则副作用就会增大。这使应用治疗设备的危险性大于诊断设备和监护设备，因此，对于医疗设备的安全性，在设计、制造和使用维护中都是要求最高的。有些治疗设备中有机地结合了监护设备，这样可以更方便地监护治疗的过程，提供治疗的效果，如除颤仪有监护心电图的功能，麻醉设备可能包括压力、容积和流量指示器等。结合了监测功能的治疗设备成为闭环控制系统，治疗设备的能量输出受到监测参数的直接控制。

临床上有多种治疗手段，各种治疗手段或多或少地使用相关的医疗设备。以外科手术治疗为例，在切开、切除、分离的过程中，除了需要手术刀、剪刀之类的手术器械外，还可以运用如电刀、超声刀等治疗设备。止血是手术中非常重要的一个环节，止血的方法除了传统的线结扎、缝扎外，也可以使用电刀凝结、激光烧灼、微波凝固等，有了这些治疗设备，出血很少或无出血的手术就成为可能，从而提高了外科手术的安全程度。在耳鼻咽喉科、眼科、神经外科、血管外科中，手术用显微镜也普遍采用，其可以更精准地切除病变组织或对人体功能进行重建。

现代的外科治疗已不仅仅是切除坏死组织，促进伤口愈合，对缺损组织、机能的修复、再造、替代也成为可能。例如，血液透析机有助于纠正电解质紊乱、体液不平衡；呼吸机有助于控制血气含量；早产儿恒温箱代偿早产儿体温调节机能的不足；麻醉设备抑制了植物神经系统并改变机体对外界的反应；起搏器辅助心脏正常活动等。

总之，在提高临床治疗效果方面，除了药物的作用，医疗设备已越来越成为不可替代的重要治疗手段。

（张军花　卜文君　甘蔚明　程忠才）

第二章 医疗设备的分类

按照风险程度由低到高，医疗设备管理类别依次分为第一类、第二类和第三类。风险程度应当根据医疗设备的预期目的，通过结构特征、使用形式、使用状态、是否接触人体等因素综合判定。

（1）根据影响医疗设备风险程度的因素，医疗设备可以按以下几种情形分类。

1）根据结构特征的不同，分为无源医疗器械和有源医疗器械。

2）根据是否接触人体，分为接触人体器械和非接触人体器械。

3）根据不同的结构特征和是否接触人体，医疗设备的使用形式见表 2.0.1。

表 2.0.1 医疗设备的使用形式

类别	内容
无源接触人体器械	液体输送器械、改变血液体液器械、医用敷料、侵入器械、重复使用手术器械、植入器械、避孕和计划生育器械、其他无源接触人体器械
无源非接触人体器械	护理器械、清洗消毒医疗器械、其他无源非接触人体器械
有源接触人体器械	能量治疗器械、诊断监护器械、液体输送器械、电离辐射器械、植入器械、其他有源接触人体器械
有源非接触人体器械	临床检验仪器设备、独立软件、医疗器械消毒灭菌设备、其他有源非接触人体器械

（2）根据不同的结构特征、是否接触人体及使用形式，医疗设备的使用状态或产生的其他影响包括以下情形（表 2.0.2）。

表 2.0.2 使用医疗设备产生的影响

类别	主要内容
无源接触人体器械	根据使用时限分为暂时使用、短期使用、长期使用；根据接触人体的部位分为皮肤或腔道（口）、创伤或组织、血液循环系统或中枢神经系统
无源非接触人体器械	根据对医疗效果的影响程度分为基本不影响、轻微影响、重要影响
有源接触人体器械	根据失控后可能造成的损伤程度分为轻微损伤、中度损伤、严重损伤
有源非接触人体器械	根据对医疗效果的影响程度分为基本不影响、轻微影响、重要影响

（3）医疗设备的分类应当根据医疗器械分类判定表（表 2.0.3）进行。

表 2.0.3 医疗器械分类判定表

接触人体器械										
使用形式 ＼ 使用状态		暂时使用			短期使用			长期使用		
		皮肤/腔道（口）	创伤/组织	血循环/中枢	皮肤/腔道（口）	创伤/组织	血循环/中枢	皮肤/腔道（口）	创伤/组织	血循环/中枢
无源医疗器械	1 液体输送器械	Ⅱ	Ⅱ	Ⅲ	Ⅱ	Ⅱ	Ⅲ	Ⅱ	Ⅲ	Ⅲ
	2 改变血液体液器械	—	—	Ⅲ	—	—	Ⅲ	—	—	Ⅲ
	3 医用敷料	Ⅰ	Ⅱ	Ⅱ	Ⅰ	Ⅱ	Ⅱ	—	Ⅲ	Ⅲ
	4 侵入器械	Ⅰ	Ⅱ	Ⅲ	Ⅱ	Ⅱ	Ⅲ	—	—	—
	5 重复使用手术器械	Ⅰ	Ⅰ	Ⅱ	—	—	—	—	—	—
	6 植入器械	—	—	—	—	—	—	Ⅲ	Ⅲ	Ⅲ
	7 避孕和计划生育器械（不包括重复使用手术器械）	Ⅱ	Ⅱ	Ⅲ	Ⅱ	Ⅲ	Ⅲ	Ⅱ	Ⅲ	Ⅲ
	8 其他无源器械	Ⅰ	Ⅱ	Ⅲ	Ⅱ	Ⅱ	Ⅲ	Ⅱ	Ⅲ	Ⅲ

	使用形式 ＼ 使用状态	轻微损伤	中度损伤	严重损伤
有源医疗器械	1 能量治疗器械	Ⅱ	Ⅱ	Ⅲ
	2 诊断监护器械	Ⅱ	Ⅱ	Ⅲ
	3 液体输送器械	Ⅱ	Ⅱ	Ⅲ
	4 电离辐射器械	Ⅱ	Ⅱ	Ⅲ
	5 植入器械	Ⅲ	Ⅲ	Ⅲ
	6 其他有源器械	Ⅱ	Ⅱ	Ⅲ

非接触人体器械				
	使用形式 ＼ 使用状态	基本不影响	轻微影响	重要影响
无源医疗器械	1 护理器械	Ⅰ	Ⅱ	—
	2 医疗器械清洗消毒器械	—	Ⅱ	Ⅲ
	3 其他无源器械	Ⅰ	Ⅱ	Ⅲ
	使用形式 ＼ 使用状态	基本不影响	轻微影响	重要影响
有源医疗器械	1 临床检验仪器设备	Ⅰ	Ⅱ	Ⅲ
	2 独立软件	—	Ⅱ	Ⅲ
	3 医疗器械消毒灭菌设备	—	Ⅱ	Ⅲ
	4 其他有源器械	Ⅰ	Ⅱ	Ⅲ

注："Ⅰ""Ⅱ""Ⅲ"分别代表第一类、第二类、第三类医疗器械；"—"代表不存在这种情形。

（4）有以下情形者，还应当结合下述原则进行分类。

1）如果同一医疗设备适用两个或两个以上的分类方法，应当采取其中风险程度最高的分类；由多个医疗设备组成的医疗器械包，其分类应当与包内风险程度最高的医疗设备一致。

2）可作为附件的医疗设备，其分类应当综合考虑该附件对配套主体医疗设备安全性、有效性的影响；如果附件对配套主体医疗设备有重要影响，附件的分类应不低于配套主体医疗设备的分类。

3）监控或影响医疗设备主要功能的医疗设备，其分类应当与被监控、影响的医疗设备的分类一致。

4）以医疗设备作用为主的药械组合产品，按照第三类医疗器械管理。

5）可被人体吸收的医疗设备，按照第三类医疗器械管理。

6）对医疗效果有重要影响的有源接触人体器械，按照第三类医疗器械管理。

7）医用敷料如果有以下情形，按照第三类医疗器械管理：预期具有防组织或器官粘连功能；作为人工皮肤接触真皮深层或其以下组织受损的创面；用于慢性创面；或者可被人体全部或部分吸收的。

8）以无菌形式提供的医疗设备，其分类应不低于第二类。

9）通过牵拉、撑开、扭转、压握、弯曲等作用方式，主动施加持续作用于人体、可动态调整肢体固定位置的矫形器械（不包括仅具有固定、支撑作用的医疗器械，也不包括配合外科手术中进行临时矫形的医疗器械或者外科手术后或其他治疗中进行四肢矫形的医疗器械），其分类应不低于第二类。

10）具有计量测试功能的医疗设备，其分类应不低于第二类。

11）如果医疗设备的预期目的是明确用于某种疾病的治疗，其分类应不低于第二类。

12）用于在内镜下完成夹取、切割组织或取石等手术操作的无源重复使用手术器械，按照第二类医疗器械管理。

（张军花　卜文君　甘蔚明　程忠才）

第三章　医疗设备的管理

国家对医疗设备按照风险程度实行分类管理。评价医疗设备风险程度时应当考虑医疗设备的预期目的、结构特征、使用方法等因素。

第一类是风险程度低，实行常规管理可以保证其安全、有效的医疗设备。

第二类是具有中度风险，需要严格控制管理以保证其安全、有效的医疗设备。

第三类是具有较高风险，需要采取特别措施严格控制管理以保证其安全、有效的医疗设备。

第一节　管理制度

仪器设备的质量控制应根据国家卫生健康委员会医学设备管理的相关规定及要求进行管理，制定相关的制度、规范、职责，确保医学设备的安全使用。

一、设备配置

根据手术需求、专科应用、设备性能及特点，参照国家标准进行设备配置。医院在采购设备过程中，首先审核产品是否通过国家药品监督管理局（NMPA）质量认证，同时参考美国食品药品监督管理局（FDA）和欧洲统一（CE）等多方质量认证，判断产品参数是否符合安全控制标准。设备参数、质量是否与产品介绍一致，可以通过质量控制中心进行专业设备检测。

二、设备管理和维护

（一）设备管理

1. 管理架构　建立设备质量与安全三级监控管理体系。医学设备管理部门负责系统收集、整理、分析有关医学设备临床使用质量与安全信息报告，解决购置、使用、报废管理等问题，并总结、上报相关部门。

2. 档案管理　按照医院设备管理规定建立健全档案，内容包括设备名称、型号、生产商、购置时间、安放地点、配套附件的名称数量和管理责任人。对设备统一进行编号、登记和管理，并设立电子档案。

3. 制度管理　建立健全各种设备管理制度，包括设备审批及准入制度、设备验收制度、设备培训制度、设备使用管理制度、设备安全管理制度、设备风险评估制度、设备预防性维护制度、设备报废更新制度等。

（二）设备维护

1. 日常维护 设备日常维护由使用人员完成，应做到以下几点。

（1）保持设备表面清洁，使用前电压、电源或稳压装置正常。

（2）手术使用前功率输出正常，配备所需耗材。发现问题应及时联系医学工程部门及厂家维修。

（3）预防性维护（周期维护）：周期性地对医疗设备进行一系列维护、保养与校正工作，确保设备处于最佳工作状态。由医学工程科工程师按计划完成，内容如下：①外观检查；②清洁与保养；③更换维修；④功能检查；⑤性能测试校对；⑥安全检查；⑦制作维护标签，记录维护日期、管理单位和再检日期。

2. 故障维护 医疗设备使用过程中常会出现各种故障，如突发的电源故障、设备固有元件报警、功率元件损坏故障、输出继电器或低压电源板故障、脚踏控制器故障或控制电路故障、操作错误引发故障灯。设备操作者应立即停止使用，按照应急预案和规范流程操作，联系医学工程部门及厂家专业工程师维修。

3. 应急预案 医疗设备发生故障时，应立即停机，切断电源，停止使用并悬挂"故障"标记牌，通知医学工程部门及厂家专业工程师检修。必要时更换备用设备。

三、质量控制

（一）操作规程

（1）医学工程部门专业人员协助科室完成设备安全操作流程及注意事项的制订。

（2）医学工程部门专业人员根据设备维修记录，针对日常问题与科室负责人沟通，并培训护士掌握正确使用方法。

（3）新设备购入，安排厂家技术人员对医学工程部门专业人员及手术室护士进行设备参数、使用方法、安全注意事项等专业培训。

（二）质量控制

由医学工程部门专业人员、医疗管理人员和手术室相关人员组成设备维修-维护-检测-安全使用-信息反馈等质控链。

1. 制订计划 拟定设备检测周期等，设置相关目标，如设备的完好率、档案记录的完整性、使用中故障发生率等。

2. 执行计划 按照制订计划，实现质量改进目标，按期进行维护、记录、培训等。

3. 检查 对照计划要求，检查、验证执行的效果，及时发现并记录改进过程中的经验及问题。评价设备正常使用率、设备故障率、维修成本等指标。

4. 处理 将操作流程制订成标准，对存在的问题进行分析总结。

第二节　管理特点

一、专人负责

（1）科室设置仪器设备管理员，负责仪器设备的管理、维修登记，根据手术协调仪器设备的使用情况，联系设备器材科工程人员对仪器设备进行检测。

（2）每个术间设置管理员一名，负责检查每日手术后仪器设备的归位、清洁，检查仪器设备的完好性，检查当日巡回护士是否及时登记使用情况并签名。

（3）手术专科的仪器设备由专科组长进行使用指导，了解使用中的情况及出现的问题，及时向设备管理员反馈，并能准确与设备器材科工程人员沟通。

（4）设备器材科工程人员具体负责每年的设备检修、测试，如果使用中出现问题，及时联系维修。

二、全员管理

（1）当天术间的巡回护士使用仪器设备后及时登记，包括使用情况，如使用过程中出现问题，应及时反馈给设备管理员。

（2）可采用集中授课、制作小视频等方式讲解仪器设备的使用方法，使全体护士了解仪器设备的功能、使用步骤、常见问题的解决方法，并进行相应的技术操作考核。

（3）每周日的值班护士负责检查科室所有仪器设备的数量、配件及功能的完好性。

（4）人人参与管理，对仪器设备做到人人关心，有问题主动处理。

三、协调使用

在手术过程中，如果需要协调仪器设备，由设备管理员统一安排，避免仪器设备的闲置和浪费。

（张军花　卜文君　甘蔚明　程忠才）

第二篇

各　论

第四章 手术室通用设备

第一节 手 术 床

（一）手术床用途

手术床是患者进行手术和麻醉的平台。借助各种体位架和功能垫，手术床可以实现如截石位、俯卧位、沙滩椅位、侧卧位等手术体位的摆置，暴露术野，方便手术医生操作。

（二）手术床组成及配件

1. 手术床的组成（图 4.1.1）

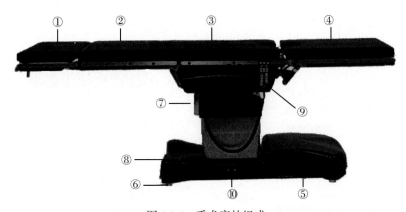

图 4.1.1 手术床的组成

①头板；②背板；③坐板；④腿板；⑤底座；⑥轮柱切换脚；⑦备用控制器；⑧主电源连接插座；⑨控制器；⑩脚踏泵手柄

2. 手术床的配件

（1）约束带（图 4.1.2）：用于患者体位的固定，两侧固定在手术床边轨上，可移动，其长度可通过搭扣的长度调整。

（2）体位架固定器（图 4.1.3）：将体位架固定至手术床上，以满足患者的体位要求。

（3）麻醉屏架（图 4.1.4）：固定在患者头侧，防止无菌单覆盖患者面部；方便麻醉医生术中观察患者；避免麻醉管道脱落等。

（4）手臂板（图 4.1.5）：手术中患者手臂放置的地点，可以满足多角度摆放需求。

（5）悬空手臂板（图 4.1.6）：侧卧位时，悬空手臂板可供患者上臂外侧定位固定，可以满足多角度摆放需求。

（6）托腿架（图 4.1.7）、新型马镫形托腿架（图 4.1.8）：用于截石位时患者腿部的支撑，可调节不同角度，使用时需要将手术床的腿板下折或拆卸。

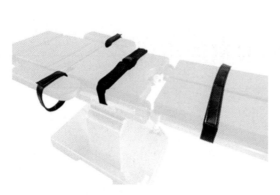

图 4.1.2 约束带

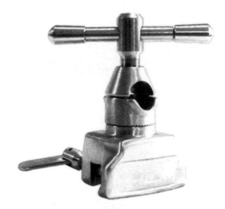

图 4.1.3 体位架固定器

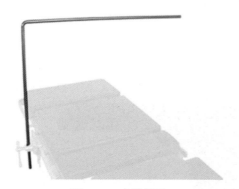

图 4.1.4 麻醉屏架

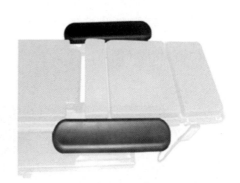

图 4.1.5 手臂板

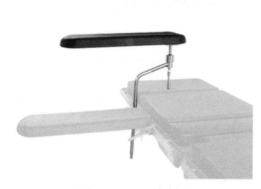

图 4.1.6 悬空手臂板

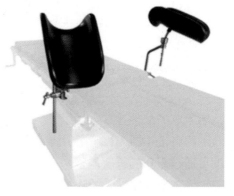

图 4.1.7 托腿架

（7）"U"形头托（图 4.1.9）：患者平卧位或者俯卧位时使用，防止头部移位。

（8）三点固定头架（图 4.1.10）：神经外科手术时使用，将患者头部固定在指定位置，防止头部移位。

（9）肩垫（图 4.1.11）：支持患者身体肩部的位置，高度可调节。

（10）腰垫（图 4.1.12）：又称侧垫。支持患者身体的横向位置，高度可调节。

（11）跪板（图 4.1.13）：用于直肠外科手术跪姿体位，固定于手术台边轨上。

（12）骨科下肢牵引架（图 4.1.14）：用于施行下肢的牵引、复位和固定等各种骨科手术，手术中可对患者的肢体进行侧、卧式牵引及保持内外展体位。需要与手术台组合配套使用，使用效果见图 4.1.15。

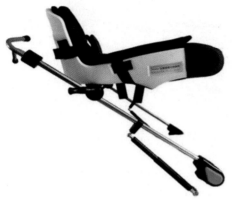

图 4.1.8　马镫形托腿架

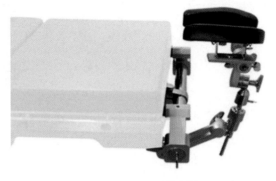

图 4.1.9　"U"形头托

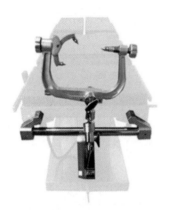

图 4.1.10　三点固定头架

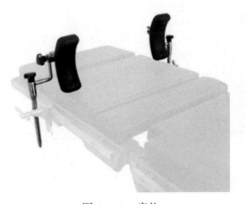

图 4.1.11　肩垫

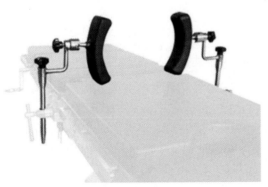

图 4.1.12　腰垫

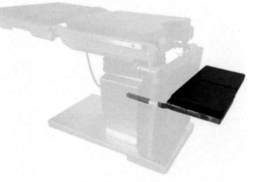

图 4.1.13　跪板

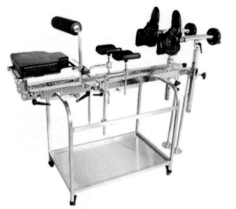

图 4.1.14 骨科下肢牵引架

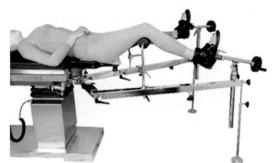

图 4.1.15 骨科下肢牵引架使用效果

（三）操作流程

1. 评估环境

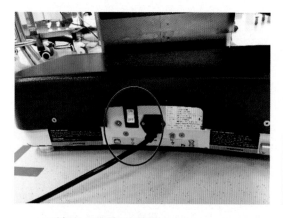

（1）评估手术床周围环境是否安全、位置是否合适。

（2）电动手术床自带蓄电池，需定期充电。

2. 锁定 / 移动手术床

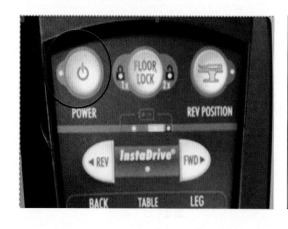

（1）按住 " " 按钮开启电源，可对手术床进行各种调节。

（2）固定手术床位置：长按 "FLOOR LOCK" 键，直至锁定灯变成绿色。

（3）移动手术床位置：长按 "FLOOR LOCK" 键解锁（解锁灯变成绿色）。

3. 升 / 降手术床

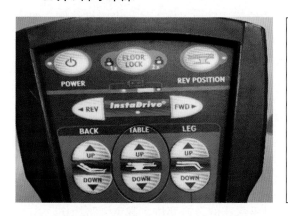

　　根据手术需要进行手术床高低的调节。

　　（1）升床：长按"TABLE"中的"UP"键，升至所需高度松手即可。

　　（2）降床：长按"TABLE"中的"DOWN"键，降至所需高度松手即可。

4. 床面左倾 / 右倾

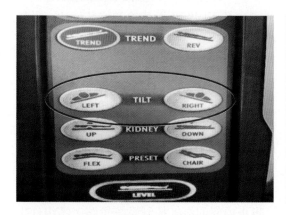

　　根据手术需要，按遥控器图示进行手术床左右倾斜、头尾倾斜、腰桥等体位调节。

　　（1）床面左倾：长按"TILT"中的"LEFT"键，左倾至所需角度松手即可。

　　（2）床面右倾：长按"TILT"中的"RIGHT"键，右倾至所需角度松手即可。

5. 手术床水平复位

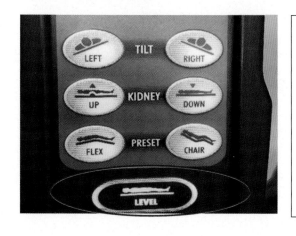

　　按下"LEVEL"键，至手术床恢复水平位置松手即可。

（四）使用注意事项

（1）未锁定和固定手术床时，严禁操作手术床或搬移患者，否则可能会发生手术床移位、倾倒，导致患者坠床。操作完毕后及时锁定手术床。

（2）当维修或零组件被移走时，请勿操作手术床。

（3）手术床电源线不使用时，放置于适当的位置，避免工作人员行走时被绊倒。勿放置重物于电源线上，或让推车碾过电源线。及时对手术床进行充电，方便术中使用。

（4）按下手控控制器面板上的开关，进入操作阶段，使用完毕后及时关闭电源，防止误触导致的意外。

（5）遥控控制器应悬挂在手术床边轨上，其线路应避免夹伤、压伤，防止线路损坏。

（6）手术床承受的重量不宜超过159kg，头板及腿板最大载重40kg，当两腿板分开超过45°时，载重为20kg。勿让患者坐在手术床的头板、腿板或手臂架上，以免损伤患者及造成配件弯曲损坏。

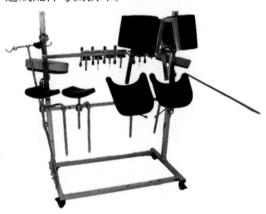

图4.1.16　手术床配件架

（7）使用电刀时，避免患者皮肤直接接触手术床的金属部位，避免旁路灼伤。

（8）手术室护士应掌握手术床的正确调节方法及不同配件的用途和安装方法。做好配件管理，暂不使用的配件应有序放置在专用配件架上（图4.1.16），定期检查，以防遗失和损坏。

（9）使用含表面活性剂和磷酸盐的弱碱性清洁剂清洁手术床及配件，应使用含乙醇的表面消毒剂稀释消毒手术床。不得使用氯、含氯化合物及含乙醇的混合物，以免腐蚀金属表面。

（10）禁用清洁剂和清水喷洒或冲洗底座，防止内部的电气控制系统短路、零组件生锈导致故障。

（11）手术床使用后必须归原位，防止马达工作时间过长导致故障。

（12）定期由专业人士做好手术床的保养工作，检查手术床的功能，确保手术需求。

第二节　手动推车

一、转运车

（一）转运车用途

转运车用于手术患者的转运。

（二）转运车组成

转运车由床架（图4.2.1）、转运床垫（图4.2.2）、脚轮（图4.2.3）、中心第五轮（图4.2.4）、输液架（图4.2.5）、氧气瓶架（图4.2.6）组成。

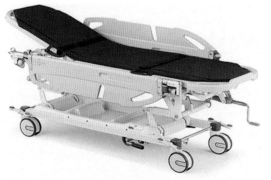

图 4.2.1　床架

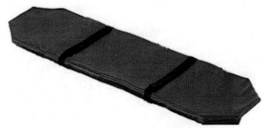

图 4.2.2　转运床垫

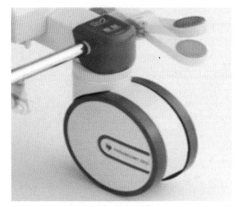

图 4.2.3　脚轮

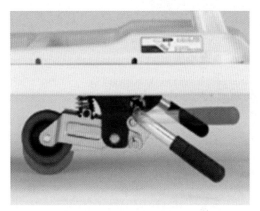

图 4.2.4　中心第五轮

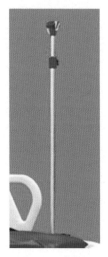

图 4.2.5　输液架

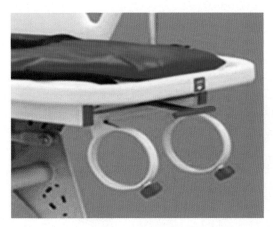

图 4.2.6　氧气瓶架

（三）操作流程

1. 锁定与移动

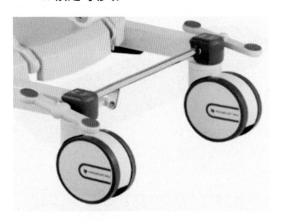

带中控锁锁定装置脚轮

（1）移动平车前踩下脚轮踏板（绿色），4个脚轮锁定将同时被解除，可将平车移动至所需位置。

（2）推车停靠到所需位置后，踩下脚轮踏板（红色），4个脚轮被同时锁定。

2. 调整高度

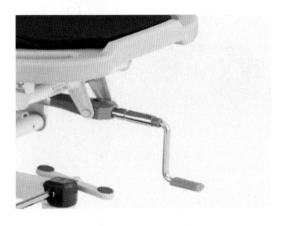

（1）顺时针旋转，转运床整体上升。

（2）逆时针旋转，转运床整体下降。

3. 锁定护栏

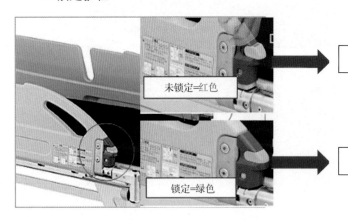

未锁定=红色

锁定=绿色

当护栏未锁定时，显示红色。

当护栏锁定时，显示绿色。

4. 调节方向

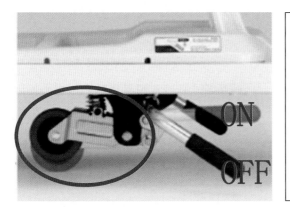

中心第五轮为万向轮。

（1）抬起至"ON"时，可以转弯、直行、旋转，主要用于长距离移送。

（2）下压至"OFF"时，可进行任何方向的移动，包括横向移送。

5. 固定护栏

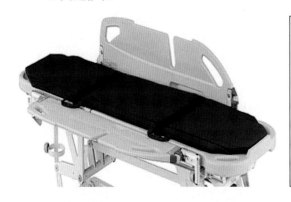

护栏水平固定方法

（1）旋转护栏到水平状态时往床头侧的方向一推，听到"咔嗒"声即可。

（2）固定在水平位置时，推车边有了临时的处置台，它使护士能够轻松治疗患者，并能进行输液。

6. 抬高背板

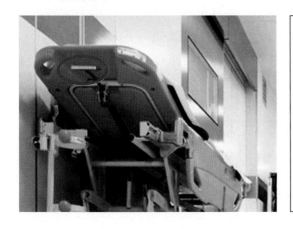

将背板调节手柄向手动推车压下，并同时用手抬高背板，可使患者呈半坐位。背板最高可呈70°。

7. 收纳输液架

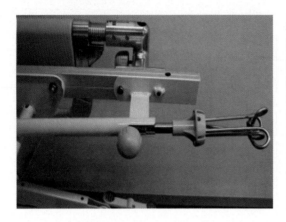

使用后，将输液架置于背部床板下方。

（四）使用注意事项

（1）未锁定和固定转运车时，严禁移动转运车或搬移患者，否则可能发生转运车移位、倾倒，导致患者坠床。当转运车发生功能障碍时，严禁使用。

（2）使用时保证地面整洁，避免推车碾过各式电源线，造成其他电气设备损坏。

（3）严禁患者坐在转运车的头端或脚端，防止床板翘起导致患者坠床。

（4）护栏的水平固定功能仅可负重 10kg，严禁患者坐上去，以免导致坠床意外。

（5）进出术间或电梯时，应先开门，再手动推车，防止门闭合时发生碰撞导致意外。

（6）运送患者时需双人合作，上下坡道时，患者头部应位于高处，医护人员位于患者头部，密切观察病情，如发生病情变化立即就地抢救，并及时通知支援。

（7）手术室护士应掌握转运车的正确调节方法及安装方法，使用后必须放归原位，防止零件工作时间过长导致故障。

（8）每位患者使用后应及时清洁消毒，并更换一次性床单，使用含表面活性剂和磷酸盐的弱碱性清洁剂清洁，消毒时应使用稀释的含乙醇的表面消毒剂。

（9）定期由专业人士做好转运车的保养工作，检查其功能，确保患者安全。

二、手 动 轮 椅

（一）手动轮椅用途

手动轮椅用于手术患者的转运。

（二）手动轮椅组成

手动轮椅由靠枕、靠背垫、座垫、约束带、刹车手把、刹车卡位、靠背高度调节把、扶手垫、前刹手把、实心后轮、转向前轮、脚踏调节杆、高度可调节脚踏、防倾轮及腿部支撑垫组成（图 4.2.7）。

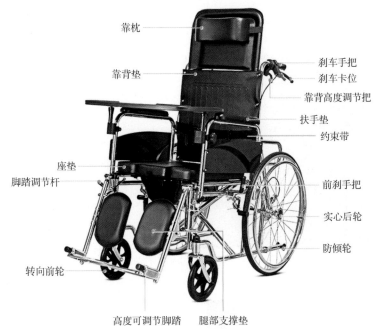

图 4.2.7 手动轮椅

（三）操作流程

1. 固定轮椅

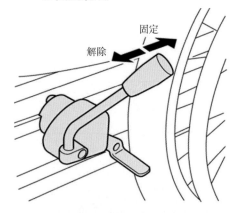

注意：需使用手动轮椅转运患者时，患者移动前务必使用前刹手把令轮椅驻立刹车，防止意外伤的发生。

2. 调节脚踏板

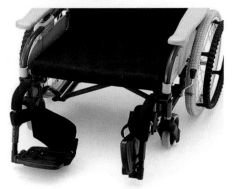

将脚踏旋转至患者足部下方，承托患者足部，并调整至合适的位置。

3. 固定患者

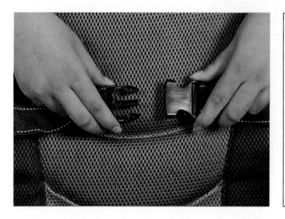

　　需使用手动轮椅转运患者时，务必使用约束带保护患者，防止意外伤的发生。

4. 刹车

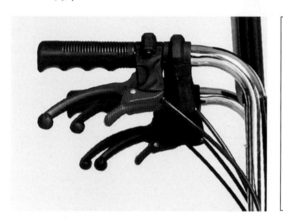

　　（1）上下坡道时，应及时使用刹车保持车速，按压黑色的刹车手把控制车速，如需长时间刹车，同时按下红色的刹车卡位。

　　（2）解除时，先解除刹车卡位，再解除刹车手把。

5. 调节轮椅

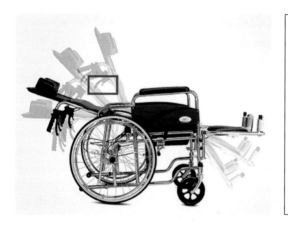

　　将轮椅调整成水平位。

　　（1）通过脚踏调节杆将患者下肢调整至水平位。

　　（2）按压靠背高度调节把，将靠背垫调整至水平位。

6. 拆卸扶手垫

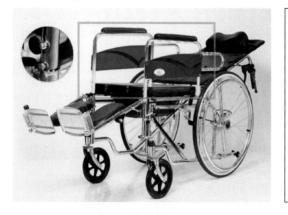

　　（1）通过按压扶手垫限位器，将扶手垫向上抬起拆卸。
　　（2）用脚踏调节杆将患者下肢调整至水平位。
　　（3）按压靠背高度调节把，将靠背垫调整至水平位。

7. 复位

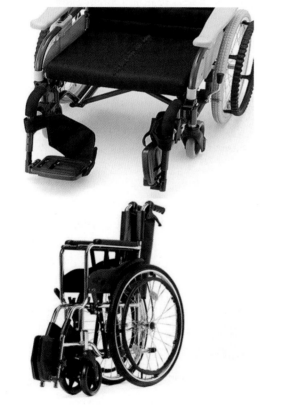

　　调节轮椅靠背垫及脚踏回原位，双手沿轮椅座垫中线向上抬起，折叠轮椅方便存放。

（四）使用注意事项

　　（1）轮椅仅限术前清醒、病情轻、不能行走但能坐起且行局部麻醉手术的患者使用，患者必须无各种引流管道，活动轻便。
　　（2）使用前必须检查轮椅性能是否完好。
　　（3）患者如有下肢水肿、溃疡或关节疼痛，应尽量选用转运车，如必须选择轮椅时，则将脚踏板抬起，垫以软枕。天气寒冷时，注意患者保暖。

（4）帮助患者上下轮椅时，需将轮椅推至床边，驻立刹车固定前后轮，移开脚踏板，扶患者坐下后展开脚踏板，调整至患者舒适位置。使用约束带将患者妥善约束安置。①严禁患者踩踏脚踏板上下轮椅，以免因重力导致意外。②严禁在未刹住驻立刹车时上下轮椅。

（5）推轮椅时，注意双手用力均匀、平稳，避免颠簸，嘱患者将双手放置于扶手垫上，尽量靠后坐，勿向前倾身或自行下车，以免发生意外伤。

（6）下坡时须倒行，双手握住把手，以用力大小控制下坡速度，坡度过陡时需要操作人员控制，使用刹车控制车速，缓慢下坡。严禁瞬间快速刹停，以免翻车造成意外。

（7）如需要调整轮椅角度时，必须向患者解释，以免引起患者不适。

（8）乘坐电梯时注意观察楼层进出门是否平稳，以免发生意外，如遇到障碍物时，勿用轮椅撞门或障碍物。①行驶过程中，如前轮遇障碍物，双手握住把手，同时用脚踩防倾轮，使前轮越过障碍物。②如后轮遇障碍物，双手紧握把手，向上提起后轮，即可越过障碍物。③如遇大的障碍物或台阶，需双人紧握轮椅两侧金属架，将轮椅平抬越过障碍物。

（9）每位患者使用后应及时使用含表面活性剂和磷酸盐的弱碱性清洁剂清洁，消毒时应使用稀释的含乙醇的表面消毒剂。

（10）定期由专业人士做好轮椅的保养工作，检查其功能，确保患者安全。

第三节　手术照明设备

一、无 影 灯

（一）无影灯用途

无影灯用于手术部位的照明，以最佳光线观察切口和体腔中不同深度、不同大小、对比度低的组织。

（二）无影灯组成

无影灯由单个或多个灯头（图4.3.1）组成，固定在悬臂（图4.3.2）上，能做垂直或旋转移动，悬臂通常连接在固定的结合器（图4.3.3）上，并可围绕其旋转。采用可消毒灭菌的手柄（图4.3.4）做灵活定位，手柄应具有自动刹车和停止功能，以操控其定位，手术台上的医生可根据术中情况及时调整。部分无影灯上配备摄像头（图4.3.5）及触控开关面板（图4.3.6）等。

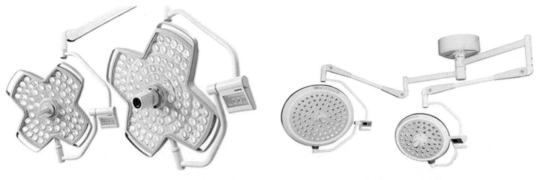

图4.3.1　灯头　　　　　　　　　图4.3.2　悬臂

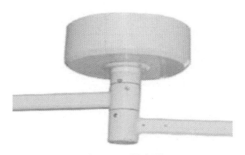

图 4.3.3　结合器

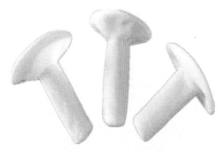

图 4.3.4　可消毒手柄

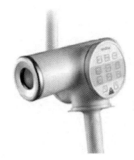
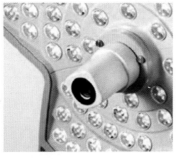

图 4.3.5　摄像头

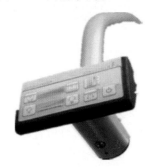

图 4.3.6　触控开关面板

（三）操作流程

1. 打开电源

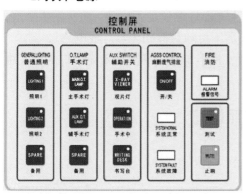

（1）打开总电源。

（2）根据手术需求点亮主手术灯或辅手术灯，对应指示灯将亮起。

2. 调节位置

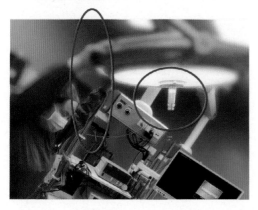

（1）按下按键面板，开灯。

（2）拉住无影灯扶手或手柄，根据手术部位将灯头调至合适位置（对准术野，高度合适）。

（3）可加装无菌灯手柄。

（4）术中可根据需要调整灯光位置。

3. 设置参数

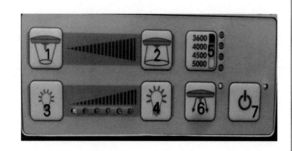

在控制开关面板上调节无影灯亮度及光影面积。

（1）根据手术需求或术者习惯，调节光影面积，按下"1"为缩小面积，按下"2"为放大面积；也可以通过旋转灯手柄调节。

（2）根据手术需求调节无影灯亮度，按下"3"为亮度减弱，按下"4"为亮度增强。

（四）使用注意事项

（1）无影灯不使用时应固定在功能位，保持平衡，禁止倒置。

（2）调节无影灯位置时注意调节距离，避免碰撞吊塔或输液架等，以免损坏。

（3）调节无影灯亮度时应从弱到强，禁止一次性开到最大亮度，否则容易损伤灯泡。

（4）手术结束后应将无影灯亮度调到最弱，再关闭电源开关。

（5）无影灯必须保持清洁，防止移动时积尘掉入手术部位。每次手术前后均应对无影灯进行彻底擦拭，避免使用刺激性的化学消毒剂，以免腐蚀、损坏无影灯。

（6）使用后的调节手柄应根据材质选择最佳方式灭菌备用。

（7）由专人管理、维修、保养无影灯，经常检查无影灯螺丝是否松动，防止发生坠落。

（8）由专业人员对无影灯进行检修，非专业人员不可随意拆卸无影灯或电路。

（9）每月检查备用电源系统（电池）是否正常，每半年进行一次手术无影灯的彻底维护与保养。

二、手术辅助照明灯

（一）手术辅助照明灯用途

手术辅助照明灯用于手术辅助照明，也可单独用于小型手术，对患者的手术或检查区域进行局部照明，不具有无影效果，分为吊顶式（图4.3.7）、墙面式（图4.3.8）或移动式（图4.3.9）。

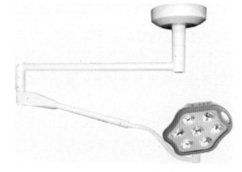

图 4.3.7 吊顶式手术辅助照明灯

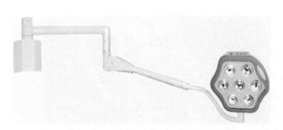

图 4.3.8 墙面式手术辅助照明灯

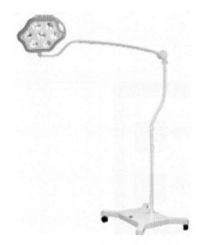

图 4.3.9 移动式手术辅助照明灯

（二）手术辅助照明灯组成

手术辅助照明灯由灯头（图4.3.10）、可调节弹簧灯架（图4.3.11）、控制面板（图4.3.12）及电源线（移动式配备）（图4.3.13）组成。

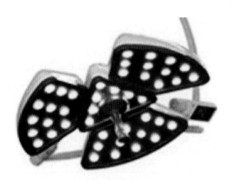

图 4.3.10 灯头

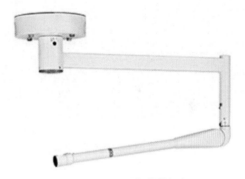

图 4.3.11 可调节弹簧灯架

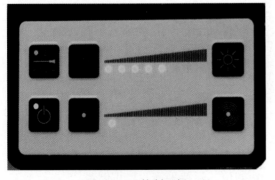

图 4.3.12 控制面板

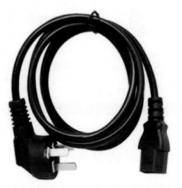

图 4.3.13 电源线

（三）操作流程

1. 打开电源

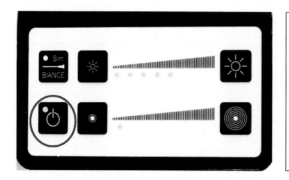

　　按下控制面板电源键开机，电源指示灯亮起。

2. 调节位置

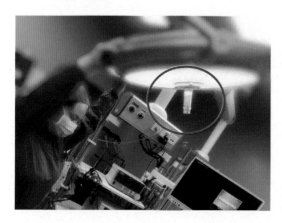

　　（1）拉住无影灯扶手或手柄，根据手术部位将灯头调至合适位置（对准术野，高度合适）。
　　（2）可加装无菌灯手柄。
　　（3）术中可根据需要调节灯光位置。

3. 在控制开关面板上调节无影灯亮度及光影面积

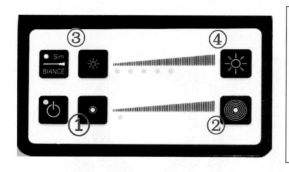

　　（1）根据手术需求或术者习惯调节光影面积，按下"①"为缩小面积，按下"②"为放大面积；也可以通过旋转灯手柄调节光影面积。
　　（2）根据手术需求调节无影灯亮度，按下"③"为亮度减弱，按下"④"为亮度增强。

（四）使用注意事项

（1）手术辅助照明灯不使用时应固定在功能位，保持平衡，禁止倒置。
（2）调节手术辅助照明灯位置时注意调节距离，避免碰撞吊塔或输液架等，以免损坏。
（3）调节手术辅助照明灯亮度时应从弱到强，禁止一次性开到最大亮度，否则容易损伤灯泡。

（4）手术结束后应将手术辅助照明灯亮度调到最弱，再关闭电源开关。

（5）移动式手术辅助照明灯不使用时，应将电源线盘旋并固定在灯柱上，避免在地上拖行或被其他重物压过，损伤电源线。

（6）手术辅助照明灯必须保持清洁，防止移动时积尘掉入手术部位。每次手术前后均应对手术辅助照明灯进行彻底擦拭，避免使用刺激性的化学消毒剂，以免腐蚀、损坏。

（7）使用后的调节手柄应根据材质选择最佳方式灭菌备用。

（8）由专人管理、维修、保养，经常检查无影灯螺丝是否松动，以防发生倾倒。

（9）由专业人员进行检修，非专业人员不可随意拆卸手术辅助照明灯或电路。

（10）每月检查备用电源系统（电池）是否正常，每半年进行一次彻底维护与保养。

第四节　热传导治疗设备

一、医用加温毯

（一）医用加温毯用途

医用加温毯用于对患者低体温症的预防与治疗（医疗机构使用）。其依靠对循环介质（如水、空气等）的加热，给患者全身或身体局部提供热量。

（二）医用加温毯组成

医用加温毯由主机（图4.4.1）、手提把手、字母数字显示屏（图4.4.2）、控制面板（图4.4.3）、输液架固定夹、电源线连接、软管连接、软管（图4.4.4）、各型号升温毯（图4.4.5）组成。

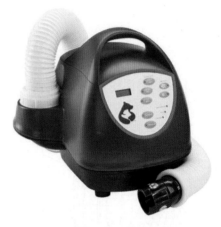

图4.4.1　主机

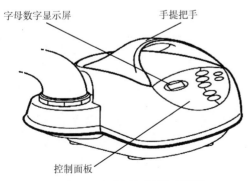

图4.4.2　医用加温毯正视图

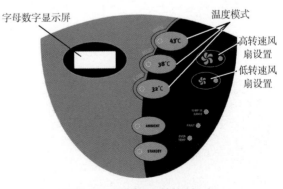

图4.4.3　医用加温毯控制面板

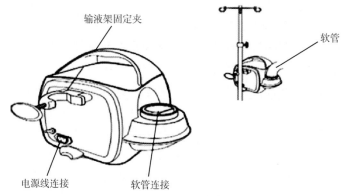

图 4.4.4 医用加温毯后视图

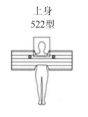 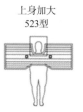 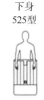 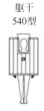 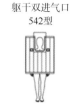

| 上身 | 上身加大 | 下身 | 躯干 | 躯干双进气口 | 全身外科 |
| 522型 | 523型 | 525型 | 540型 | 542型 | 610型 |

图 4.4.5 各型号升温毯

（三）操作流程

1. 连接升温毯

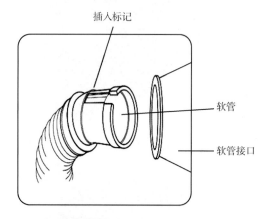

（1）根据患者及手术情况，选择适宜的升温毯型号。

（2）将软管一端插入升温毯软管接口。

（3）扭动软管以确保插入成功。

（4）插入标记位于环绕软管端中段，其作用是引导软管插入深度。

2. 连接电源

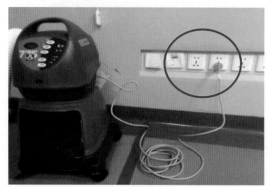

（1）将主机正确连接到电源。

（2）设备处于待机模式，并且待机指示灯发亮。

（3）系统将默认预选择高转速风扇设置，指示灯亮起。

3. 参数设置

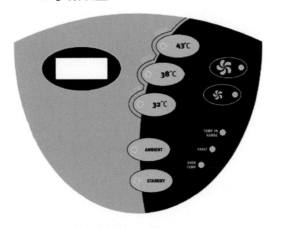

（1）在选择所需的温度模式之前，预先选定低速风扇设置。

（2）按相应的按钮选择适宜的温度，启动风机和加热器。

（3）当主机达到所选温度时，限内温度指示灯将亮起。

4. 固定加温毯

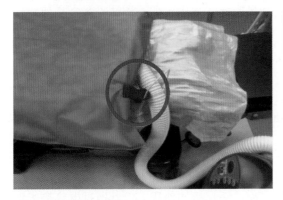

（1）可根据需要加盖棉被、布单等物品。

（2）使用软管固定夹将加温毯固定在棉被或布单上。

5. 术后整理

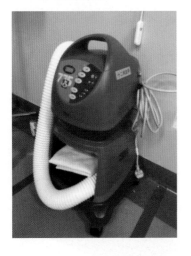

（1）使用完毕，按下待机键，并丢弃一次性物品。

（2）断开电源。

（四）使用注意事项

（1）使用时勿放置重物于电源线上，或让推车碾过电源线。电源线不使用时放置于适当的位置，避免工作人员行走时被绊倒。

（2）为防止倾倒，尽量将医用加温毯主机固定在移动支架上，高度以能够保持稳定为妥。

（3）如果加温毯主机无法安装在移动支架上，可在使用前将其放置在平坦、坚硬的干燥表面上，不得把主机放置在松软、不平坦或明显潮湿的表面上，否则会阻碍吸入空气，从而导致过热，发生意外。

（4）需要查看温度模式计时器时，请按当前温度模式键3秒，字母数字显示屏将会显示该温度模式下使用时长。

（5）使用过程中，如果温度过高，红色温度过高指示灯将闪烁，并发出警报声，应立即拔下电源，并联系专业技术人员。

（6）使用过程中，如果黄色故障指示灯闪烁，并发出警报声，应立即拔下电源，并联系专业技术人员。

（7）清洁设备和软管时，应先断电，然后使用微湿软布和柔性洗涤剂或抗菌喷雾剂擦拭，不得采用浸泡或用湿布、含乙醇溶剂清洁等方法，否则可能会损坏设备和其他塑料零件。

（8）由专人管理、维修、保养，并由专业技术人员进行检修，非专业人员不可随意拆卸。

（9）每月检查主机是否正常，每半年进行一次彻底维护与保养。

二、加热手术垫

（一）加热手术垫用途

加热手术垫用于对患者低体温症的预防与治疗（医疗机构使用）。其通过电热垫产生的热量为患者身体加温。

（二）加热手术垫组成

加热手术垫由主机（图4.4.6）、加温垫（图4.4.7）或加温毯（图4.4.8）、连接线（图4.4.9）组成。

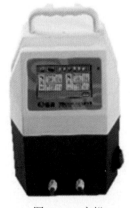

图 4.4.6　主机

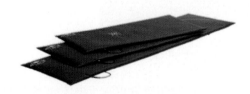

图 4.4.7　加温垫

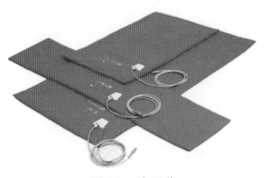

图 4.4.8 加温毯

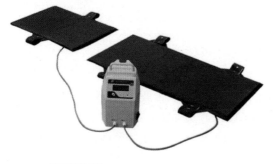

图 4.4.9 连接线

（三）操作流程

1. 正确连接

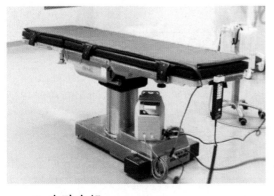

连接主机与加温垫（毯）。

注意：连接线两头分别与主机及加温毯连接，一定要连接紧密。

2. 固定牢靠

（1）使用加温毯上的固定扣环，将加温毯固定至手术床边轨上。

（2）将主机放置于手术床底座上，或离手术床近且不妨碍术者操作的地方。

3. 启动主机

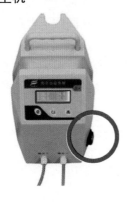

（1）确认主机正确连接电源。

（2）电源指示灯亮起，将开关拨至"｜"位置。

（3）主机处于启动状态。

4. 设置参数

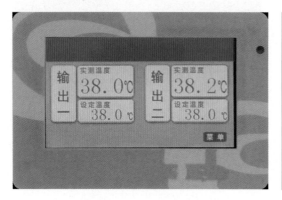

（1）主机自动选择38℃为初始设置温度。

（2）液晶显示屏分别显示两组输出的设定温度和实测温度。

5. 术后整理

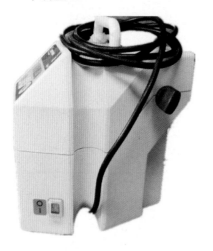

（1）使用完毕，将开关拨至"○"位置。

（2）断开加温垫（毯）的连接线。

（3）断开电源。

（4）整理好加热手术垫。

（四）使用注意事项

（1）使用时勿于电源线上放置重物，勿让推车碾过电源线。电源线不使用时放置于适当的位置，避免工作人员行走时被绊倒。

（2）为防止倾倒，尽量将主机固定在移动支架上，高度以能够保持稳定为妥。

（3）如果主机无法安装在移动支架上，使用前应放置在平坦、坚硬的干燥表面上，不得把主机放置在松软、不平坦或明显潮湿的表面上，否则会阻碍仪器吸入空气，从而导致过热，发生意外。

（4）使用过程中，如果红色指示灯闪烁并发出警报声，应立即拔下电源，并联系专业技术人员。

（5）清洁仪器和加温垫（毯）时，应先断电，然后使用微湿软布和柔性洗涤剂或抗菌喷雾剂擦拭，不得采用浸泡或用湿布、含乙醇溶剂清洁等方法，否则可能会损坏仪器和其他塑料零件。

（6）由专人管理、维修、保养，并由专业技术人员进行检修，非专业人员不可随意拆卸。

（7）每月检查主机是否正常，每半年进行一次彻底维护与保养。

第五节 高频手术设备

一、高频电外科手术系统

（一）高频电外科手术系统用途

高频电外科手术系统可利用高频电流释放的热能和放电对组织进行切割、止血。电流在电刀的刀尖形成高温、热能并放电，使接触的组织快速脱水、分解、蒸发、血液凝固，实现分解组织和凝血的作用，达到切割、止血的目的。

（二）高频电外科手术系统组成

高频电外科手术系统由主机（图4.5.1）、脚踏开关（图4.5.2）、中性电极（图4.5.3）、工作电极[包括电刀笔（图4.5.4）、双极电凝镊（图4.5.5）、百克钳（图4.5.6）、腹腔镜百克钳（图4.5.7）、腹腔镜高频连接电缆（图4.5.8）]组成。

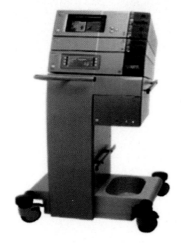

图4.5.1 主机

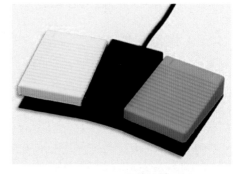

图4.5.2 脚踏开关

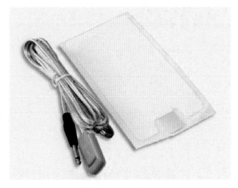

图4.5.3 中性电极

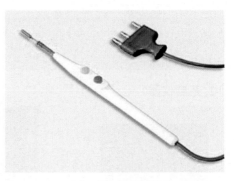

图4.5.4 电刀笔

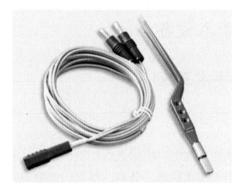

图 4.5.5　双极电凝镊

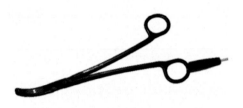

图 4.5.6　百克钳

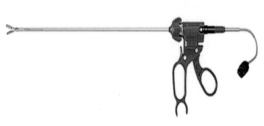

图 4.5.7　腹腔镜百克钳

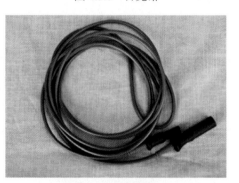

图 4.5.8　腹腔镜高频连接电缆

（三）操作流程

1. 连接电源

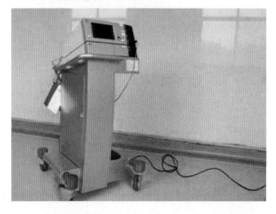

确认主机正确连接电源。

注意：①主机必须远离富氧环境及易燃物品。②严禁在主机上累加其他仪器设备，严禁将主机作为工作台使用。

2. 开启仪器

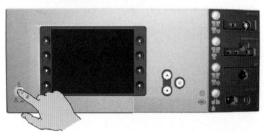

（1）按下电源键。

（2）按键弹起为断电模式，按键按下为通电模式。

3. 选择程序

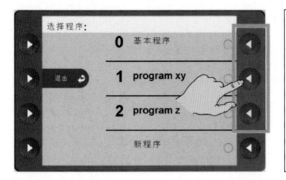

（1）高频电外科手术系统经过自检，进入"选择程序"界面。

（2）按照手术医生需求，选择右侧箭头键进入相应程序。

4. 设置参数

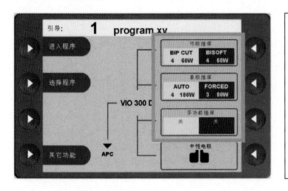

（1）进入程序后，检查高频电外科手术系统功率设置是否合适。

（2）点击左上角"进入程序"左侧的箭头键进入该程序。

5. 连接中性电极

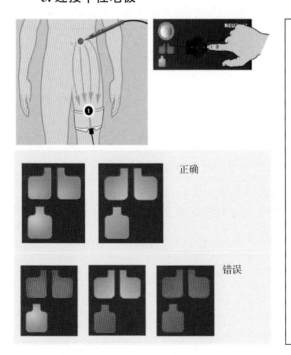

（1）将中性电极片贴到患者肌肉发达、毛发少的部位，并将中性电极插入中性电极模块处。

（2）当主机对中性电极检测合格后，指示灯亮起绿灯，否则为红灯。

（3）红色中性电极指示灯亮起时，电外科设备无法使用，可通过更换中性电极等方法保证其通过检测亮起绿灯。

6. 连接器械

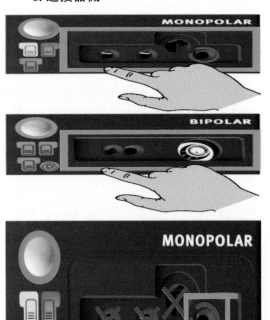

根据手术需要，将器械正确连接至主机上。

（1）"MONOPOLAR"为单极模块，连接电刀笔及腹腔镜高频单极连接电缆。

（2）"BIPOLAR"为双极模块，连接双极电凝镊及腹腔镜高频双极连接电缆。

（3）直径 4mm 的腹腔镜单极连接电缆只能插入"MONOPOLAR"模块有蓝色环的插座。

（4）双极电凝的两个电极接头必须有一个插入白色插座。

7. 更改模式

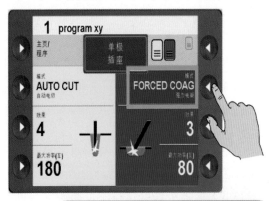

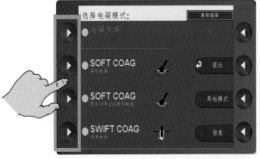

（1）术中需要调整电刀模式时，按所需调整模式旁的箭头键。

（2）按压模式左侧的箭头键选择所需模式。

8. 更改效果

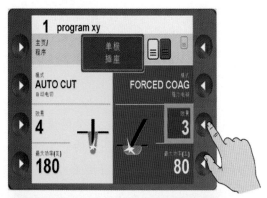

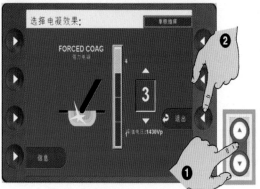

（1）术中需要调整电刀效果时，按所需调整效果旁的箭头键。

（2）按压主机上的物理键盘，选择合适的效果。

（3）更改效果完毕，按压"退出"键旁的箭头键。

9. 更改功率限值

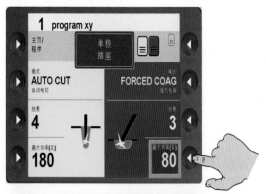

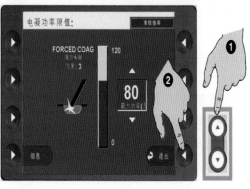

（1）术中需要调整电刀功率时，按所需调整功率旁的箭头键。

（2）按压主机上的物理键盘，选择合适的功率。

（3）更改功率完毕，按压"退出"键旁的箭头键。

10. 调整脚踏开关

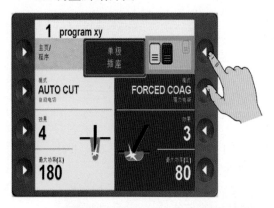

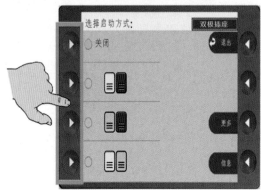

（1）选择需要使用脚控开关的模块。

（2）按脚控开关示意图旁的箭头键。

（3）根据术中需求选择脚控开关启动方式。

（4）黄色为电切功能，蓝色为电凝功能。

（5）按左侧箭头键选择适宜的脚控开关。

（四）使用注意事项

1. 环境要求

（1）高频电外科手术系统在使用时会形成电弧，遇到易燃物时会燃烧或爆炸，所以应避免在有挥发性、易燃、易爆气体的环境中使用。

（2）保持氧气管道和麻醉废气排出管道通畅，防止泄漏。禁止开放给氧，避免在高氧浓度环境中使用。在气道部位使用时，应暂时移开氧气。

2. 设备常规管理

（1）制订操作指引，详细阅读操作指南及注意事项。

（2）定期检查设备性能。

（3）使用过程中如果红色指示灯闪烁并发出警报声，应及时排查故障原因，并联系专业技术人员。

（4）使用时勿于电源线上放置重物，勿让推车碾过电源线。电源线不使用时应放置于适当的位置，避免工作人员行走时被绊倒。

（5）使用脚踏开关时，勿让推车碾过导线，导线不使用时及时回收，盘旋好并妥善放置。

（6）为防止倾倒，主机必须固定在移动推车上，严禁分离。

（7）防止漏电或短路：①使用前检查电源线、负极板导线、电刀笔、双极电凝镊连接处有无裂隙，有无金属线外露；②手术床必须干燥、绝缘；③勿将电线缠绕在金属物品上；

④使用过程中不允许突然拔出或插入电源插头。

3. 患者的安全

（1）使用前后检查患者皮肤的状况，确保完好，并记录异常情况。

（2）防止使用电刀引起短路、燃烧或爆炸而导致患者灼伤。

（3）在使用碘酊、乙醇等消毒液消毒患者手术区域时，必须待乙醇完全干燥、挥发后方可铺巾、贴手术膜，使用后的酒精纱球等应及时撤离手术野。

（4）肠道手术禁忌使用甘露醇灌肠，以免爆炸。

（5）注意保护患者皮肤，防止各种皮肤的潜在损伤，如表皮破损、皮内出血等，正确揭除负极板，从边缘沿皮纹方向揭除，避免动作过快、过猛导致皮肤损伤。

（6）中性电极片粘贴位置应选择血管丰富、毛发少、靠近手术部位的肌肉处，但应与监护极片有一定距离，以防止异常回路对患者造成损伤。

4. 操作者注意事项

（1）不接触目标组织时，避免使用电刀，否则可能引起电弧灼伤。

（2）在常规使用功率下，不可盲目加大输出功率，应先检查负极板与患者的接触及连接情况，功率应由小到大逐渐调试。

（3）使用高频电外科系统时产生的烟雾和颗粒对人体有害，应及时吸除。

（4）暂时不用电刀笔或双极电凝时，应将其置于绝缘容器内，勿放置在妨碍医生操作的部位及患者暴露的体表，以免意外触发导致人员灼伤。

（5）保持手术切口周围无菌单的干燥。

（6）及时清除电刀笔上的焦痂组织，保持其清洁干燥，暂用完毕后可用湿纱布将污血及焦痂组织擦净，避免使用锐器去除，或直接用水泡洗。

（7）根据手术部位、手术方式及患者体型选择合适的负极板规格及型号。

（8）负极板尽量沿血管分布的纵向位置垂直粘贴，有利于回收电流。尽量不贴于腰部、腋下及身体受压的部位，否则会因散热不好而造成热量集聚，导致热灼伤。装有起搏器的患者尽量使用双极电凝，如必须使用电刀笔时，负极板粘贴位置不可与手术区域成直线通过胸腔。

（9）一次性中性电极严禁反复使用，禁止切割和折叠，以防交叉感染及灼伤。

（10）使用完毕，断开开关，拔下电源。

（11）由专人管理、维修、保养，并由专业技术人员进行检修，非专业人员不可随意拆卸。

（12）每月检查主机是否正常，每半年进行一次彻底维护与保养。

二、能　量　平　台

（一）能量平台用途

能量平台具备高频电刀及组织闭合功能。其可应用组织感应技术和智能主机技术输出高频电能，结合血管钳口压力，使人体组织内胶原蛋白和纤维蛋白溶解变性，血管壁融合形成一透明带，产生永久性管腔闭合。

（二）能量平台组成

能量平台由主机（图 4.5.9）、单极脚踏开关（图 4.5.10）、双极电凝脚踏开关（图 4.5.11）、中性电极（图 4.5.12）、工作电极 [包括电刀笔（图 4.5.13）、双极电凝镊（图 4.5.14）、不同型号的组织闭合系统（图 4.5.15）] 组成。

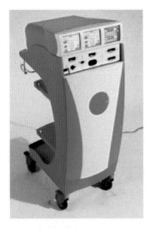

图 4.5.9　主机

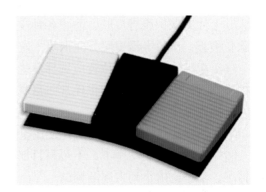

图 4.5.10　单极脚踏开关

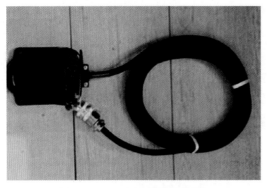

图 4.5.11　双极电凝脚踏开关

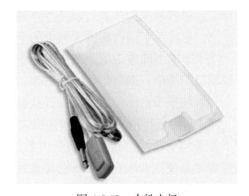

图 4.5.12　中性电极

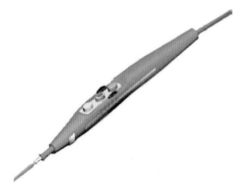

图 4.5.13　电刀笔

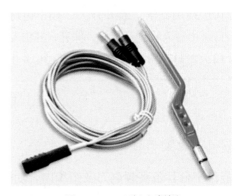

图 4.5.14　双极电凝镊

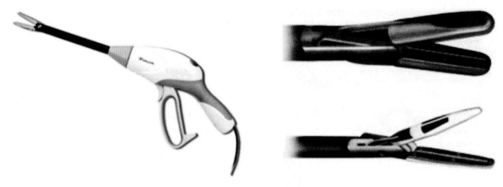

图 4.5.15　不同型号的组织闭合系统

（三）操作流程

1. 连接电源

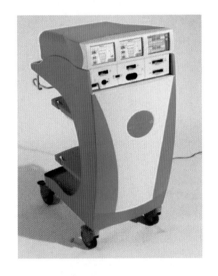

　　注意：①主机必须远离富氧环境及易燃物品。②严禁在主机上累加其他仪器设备，严禁将主机作为工作台使用。

2. 开启仪器

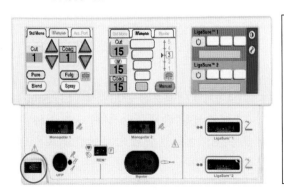

　　开启电源键至"○"。

3. 选择程序

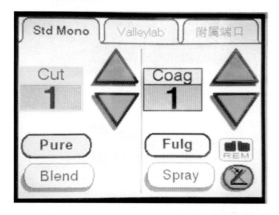

能量平台经过自检，进入程序选择界面。

（1）选择单极输出模式（Std Mono）：切割模式（Cut）和凝血模式（Coag）。

Pure	纯切	Fulg	电灼
Blend	凝血	Spray	喷射

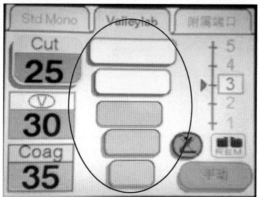

（2）选择双极输出模式（Bipolar）

Low Bipolar	精准双极
Standard Bipolar	标准双极
Micro Bipolar	宏双极

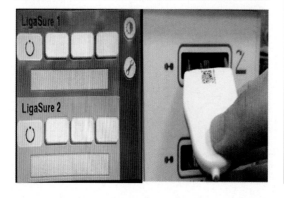

（3）威利输出模式（Valleylab）：可通过触摸屏及多功能电刀笔上档位调节功率，每种输出模式均有5种功率区域可选择，光棒越多，穿过组织的速度越慢。

（4）血管闭合系统输出模式（LigaSure）

1）可自动识别器械类别，激活相应功能条块，自动设置输出，对应屏幕自动显示输出功率。

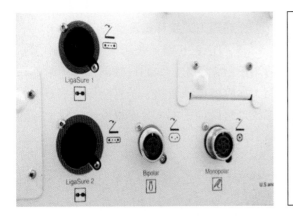

2）若需要使用脚控开关，将脚控开关插头插入相应颜色脚控开关插座。

（四）使用注意事项

（1）检查所有器械及连接情况，确认器械的工作性能达到要求。

（2）进行手术前应确认功率设定值是否正确，如不知正确的功率设定值，则应调到低设定值，然后逐渐增加功率，直至达到期望的效果。

（3）使用腔镜器械时，能量平台大功率长时间工作，可在套管上感应大电流，要确保腹腔镜的绝缘性能完好无损，绝缘性能的损坏会导致金属间产生火花、对神经肌肉的刺激及对相邻组织意外发出火花。

（4）其余同"高频电外科手术系统"相关内容。

第六节 超声刀系统

（一）超声刀系统用途

超声刀系统有切割、凝闭组织和止血的作用。

（二）超声刀系统组成

1. 超声刀系统 由主机（图 4.6.1）、脚踏开关（图 4.6.2）及换能器（图 4.6.3）组成。

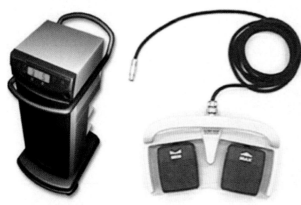
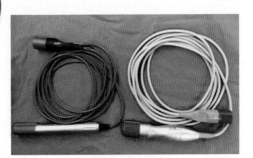

图 4.6.1 主机　　　　　图 4.6.2 脚踏开关　　　　　图 4.6.3 换能器

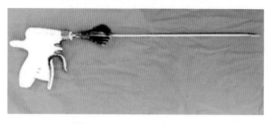

图 4.6.4 HAR36 型刀头

2. 超声刀刀头种类及型号

（1）HAR36 型（长刀头，图 4.6.4）：适用于微创手术，如妇科微创手术（附件切除、盆腔淋巴结清扫、子宫全切除术等），泌尿外科微创手术（肾癌根治术、肾上腺切除术等）。

（2）HAR23 型（短刀头，图 4.6.5）：适用于开胸腹手术，如剖胸手术、剖腹手术（肝癌根治术等）。

（3）Focus9 型（甲乳刀头，图 4.6.6）：适用于头颈、颌面、乳腺外科手术，如颈部手术（甲状腺切除等）、舌癌根治术等。

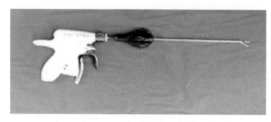

图 4.6.5 HAR23 型刀头

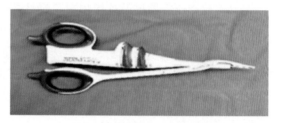

图 4.6.6 Focus9 型刀头

（三）操作流程

1. 安装刀头

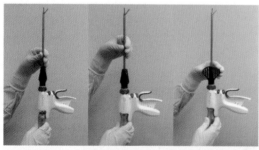

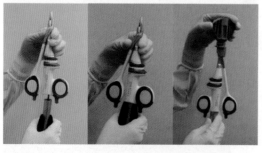

（1）一手垂直固定换能器，另一手垂直拿刀头，使刀头与换能器自然对接。

（2）顺时针旋转刀头，直至有阻力为止。

（3）用扭力扳手顺时针拧紧，听到"嗒嗒"两声即可。

2. 测试刀头

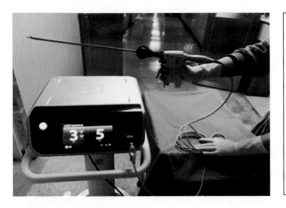

（1）将换能器的另一端连接到主机端口。

（2）打开主机。

（3）在刀头的钳口张开或夹持组织状态下，按下刀头激发键，或持续踩下脚踏。

（4）主机发出"嘟嘟"声音、屏幕显示"3 5"画面，表示刀头通过测试。

3. 术中使用

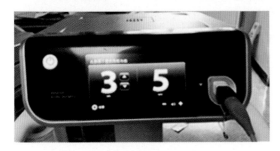

使用时可通过主机设置选择脚踏或手控。

4. 术中清洁刀头

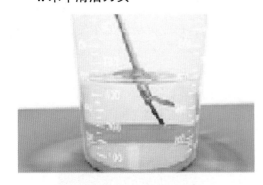

清洗时，将刀头放入生理盐水中激发并轻轻抖动。

5. 术后拆卸

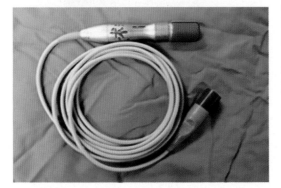

关闭主机，拆卸刀头（扭力扳手反转）。

（四）使用注意事项

（1）蓝色换能器、蓝色扭力扳手只能连接 Focus9 型刀头（甲乳刀头）。灰色换能器可连接 HAR36、HAR23 型刀头。

（2）严禁暴力或多次扭紧，否则会导致电缆线上扭力杆断裂。

（3）手柄与主机连接时，白点对白点。

（4）严禁超声刀头在空闭合状态下激发。

（5）在远离高频电刀至少 1 米远处单独使用电源插座，防止干扰。

（6）刀头激发过程中，严禁刀面夹持或接触金属物、骨头，以免刀头断裂。

（7）使用时夹持的组织达到刀头前 2/3 的部位。

（8）超声刀严禁用于输卵管的闭合。

（9）利用手术操作间隙或每隔 10～15 分钟清洗刀头。

（10）清洗过程中，刀头严禁闭合，应张开前端。

（11）清洗过程中，应避免刀头碰到金属物。

（12）手柄使用后用消毒纸巾擦拭，手柄装袋，与普通器械分开，避免手柄端口的碰撞、损坏。

第七节　氩保护气凝设备

（一）氩保护气凝设备用途

氩保护气凝设备可利用 500kHz 高频电流将氩气电离，形成束状氩离子弧，利用氩离子形成的高温对组织进行切割和止血。

（二）氩保护气凝设备组成

氩保护气凝设备由主机（图 4.7.1）、气瓶（图 4.7.2）、中性电极（图 4.7.3）、氩气电极（图 4.7.4）及腔镜下氩气电极（图 4.7.5）组成。

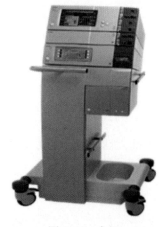

图 4.7.1　主机

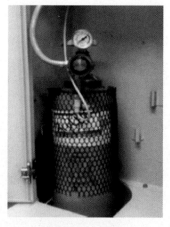

图 4.7.2　气瓶

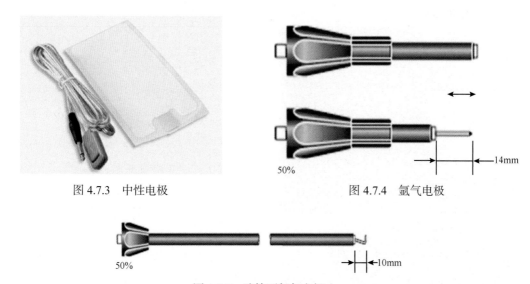

图 4.7.3　中性电极　　　　　　　　　图 4.7.4　氩气电极

图 4.7.5　腔镜下氩气电极

（三）操作流程

1. 连接电源

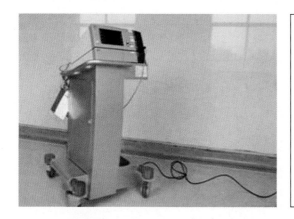

注意：①主机必须远离富氧环境及易燃物品。②严禁在主机上累加其他仪器设备，严禁将其作为工作台使用。

2. 开启仪器

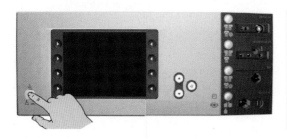

（1）按下电源键。
（2）按键弹起为断电模式，按键按下为通电模式。

3. 连接电极

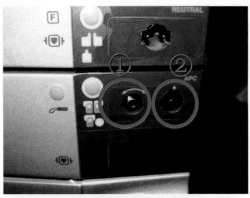

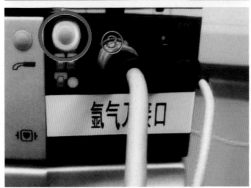

（1）打开气瓶开关。

（2）巡回护士负责将工作电极分别插入相应的插口。①号口为顺时针旋转；②号口为垂直插入。

（3）点击③绿灯亮，进入氩气模式。

4. 设置参数

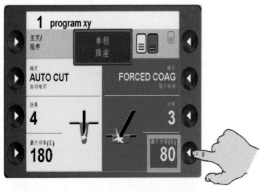

（1）按压主机上的物理键盘，选择合适功率。

（2）功率更改完毕，按压退出键旁的箭头键。

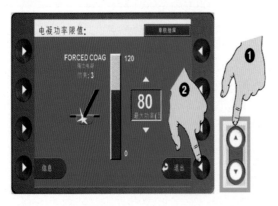

（3）术中需要调整电刀效果时，按所需调整效果旁的箭头键。

5. 术中使用

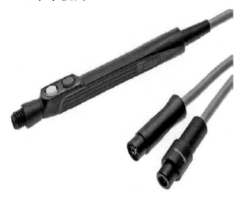

（1）术者按动手柄上的电切或电凝按钮，进行切割或止血；注意单次激发时间，每次启动时间小于 15 秒。

（2）器械护士管理好电极，以免误激发或者跌落手术台造成污染；及时清洁氩气电极端焦痂。

（四）使用注意事项

（1）检查所有器械及连接情况，确认器械的工作性能达到要求。

（2）进行手术前应确认功率设定值是否正确，如不知正确的功率设定值，则应调到低设定值，然后小心增加功率，直至达到期望的效果。

（3）使用腔镜器械时，会在套管上感应大电流，要确保腹腔镜的绝缘完好无损，绝缘的损坏会导致金属间产生火花、对神经肌肉的刺激及对相邻组织意外发出火花。

（4）其余同本章第五节"高频电外科手术系统"相关内容。

第八节　水　　刀

（一）水刀用途

水刀用于手术部位的清理和（或）对人体组织进行选择性分离。

（二）水刀组成

水刀由主机（图 4.8.1）、脚踏开关（图 4.8.2）、抽吸泵（图 4.8.3）、喷头和探针（图 4.8.4）、抽吸袋（图 4.8.5）及负压连接管（图 4.8.6）组成。

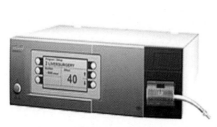

图 4.8.1　主机

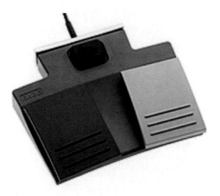

图 4.8.2　脚踏开关

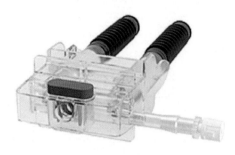

图 4.8.3 抽吸泵

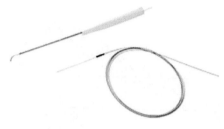

图 4.8.4 喷头和探针

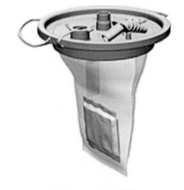

图 4.8.5 抽吸袋

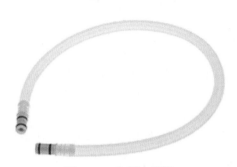

图 4.8.6 负压连接管

（三）操作流程

1. 使用前准备

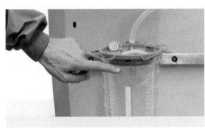

（1）置入抽吸袋。

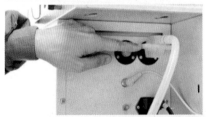

（2）将真空管一端接入主机背面带过滤器的端口。

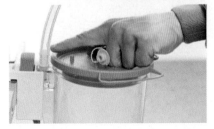

（3）另一端接入抽吸箱。

2. 开启主机

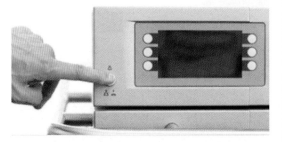

（1）开启主机电源。

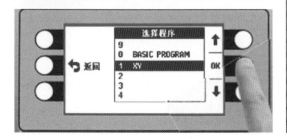

（2）开启水刀模块电源。

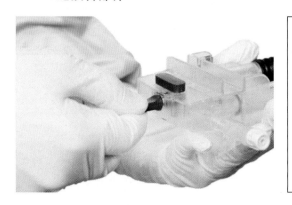

（3）选择程序：按"↑↓"选择程序，按"OK"键确认。

注意：可根据手术医生的需求预设 10 组程序，使用时选择适宜的程序。

3. 连接各部件

（1）在无菌条件下将喷头插头与抽吸泵连接。

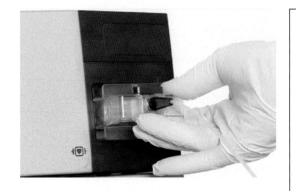

（2）将抽吸泵置入主机。

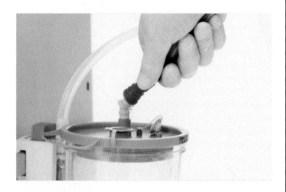

（3）将转接器接在抽吸管的接口上。

（4）将负压连接管连接在转接器上。

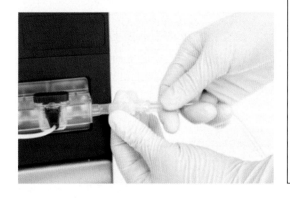

（5）取下抽吸泵和输液器上的防护帽，连接灌注液及抽吸泵。

注意：①抽吸泵推入泵盒时，须听到明显的"咔"声。②置入抽吸泵后，主机将显示"现在插入新泵"。③输液器应先排气后暂时关闭，待接上抽吸泵后再次打开。

4. 灌注抽吸泵

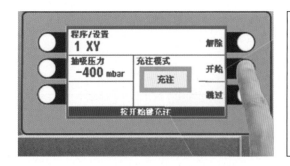

（1）主机显示"灌注"，按"开始"键。

（2）检查抽吸泵的抽吸管是否灌注了灌注液，灌注过程可能最长持续 20 秒。

5. 功能测试

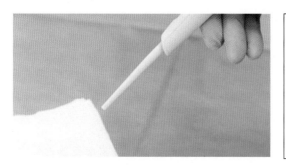

（1）将喷头对准无菌纱布。
（2）踩下脚踏开关，水流溢出。

6. 参数调整

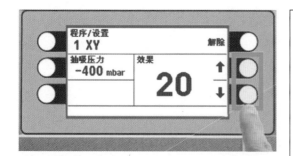

（1）更改效果如图所示。

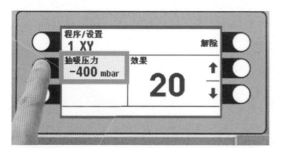

（2）更改抽吸强度。
1）在左侧可选定抽吸强度模块。
2）在右侧可使用"↑""↓"键调整强度。

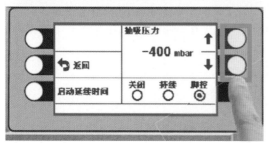

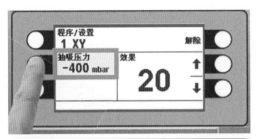

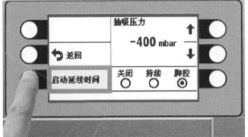

（3）更改持续抽吸时间。

1）在左侧可选定抽吸强度模块。

2）选择"启动延续时间"。

3）在右侧可使用"↑""↓"键调整强度。

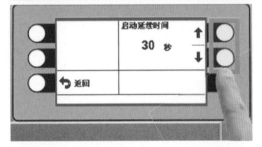

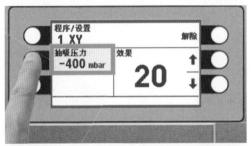

（4）更改抽吸模式。

1）在左侧可选定抽吸强度模块。

2）在右侧可选择抽吸模式。

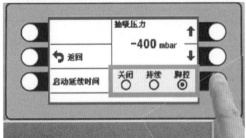

（5）更换喷头。

注意：①抽吸泵用于同一位患者，使用中仅更换喷头即可。②更换喷头时，必须先按解锁按钮。③更换喷头必须采取无菌操作。

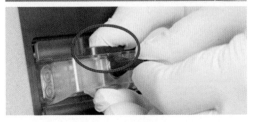

第九节　医用内镜

一、医用内镜用途

医用内镜使用时经人体自然孔道或经手术切口进入人体内，将内镜导入预检查器官，直接窥视有关部位变化。其具有观察、检查、诊断、治疗的功能。

二、医用内镜组成

医用内镜由功能供给装置组成，包括内镜用冷光源（图4.9.1）、内镜摄像系统（图4.9.2）、内镜送气装置（图4.9.3）、内镜冲洗吸引器（图4.9.4）及内镜膨腔泵（图4.9.5）。

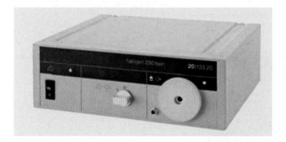

图 4.9.1　内镜用冷光源

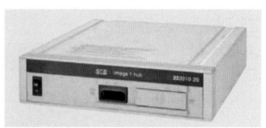

图 4.9.2　内镜摄像系统

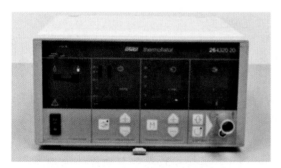

图 4.9.3　内镜送气装置

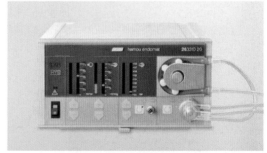

图 4.9.4　内镜冲洗吸引器

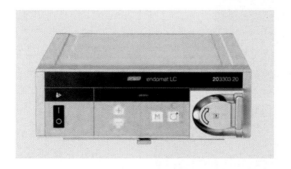

图 4.9.5　内镜膨腔泵

（一）内镜用冷光源

1. 内镜用冷光源用途 用于内镜诊断、治疗或手术中，为内镜观察人体体腔的视场区域提供观察用照明。

2. 内镜用冷光源组成 通常由灯泡、反光瓦和光学滤色器组成。其通过照明光缆与内镜连接，能最大限度为内镜提供减小组织热效应的光照功能（图4.9.6）。

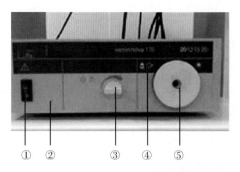 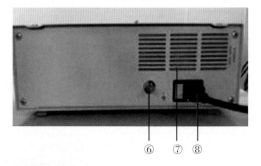

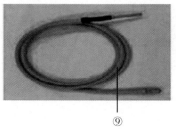

图4.9.6 内镜用冷光源组成

①电源开关；②灯泡寿命报警指示灯；③光源亮度调节旋钮；④灯泡工作正常指示灯；⑤光输出口；⑥接地端子；⑦光源散热口；⑧电源接口；⑨纤维导光束

3. 操作流程

（1）镜头准备

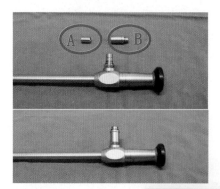

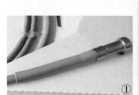 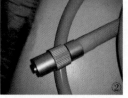

（1）根据冷光源导光束镜头端端口选择正确的连接帽。

（2）将连接帽的一端按顺时针方向旋入镜头端导光束接口。

注意：导光束镜头端端口有两种型号。①为卡槽型端口，配用A连接帽。②为螺旋形端口，配用B连接帽。

（2）连接镜头与导光束

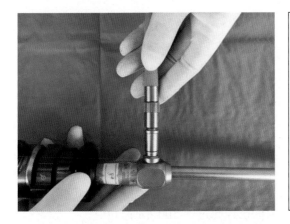

　　将冷光源导光束接口对准镜头光源接口，顺时针旋紧。

（3）连接冷光源主机

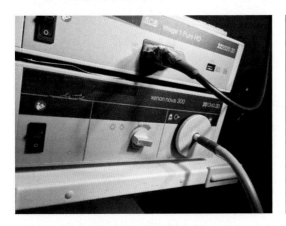

　　将导光束主机端接入冷光源主机。

（4）开机使用

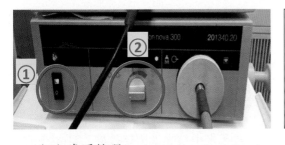

　　按①开启主机电源，待指示灯亮起，旋转②调节冷光源亮度。

　　注意：以能满足手术需要的最低亮度为宜。

（5）术后整理

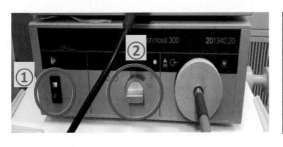

　　（1）旋转②，将冷光源亮度调节至最低，关闭机器电源①。
　　（2）水平位将导光束与主机分离，清洁消毒导光束，整理机器。

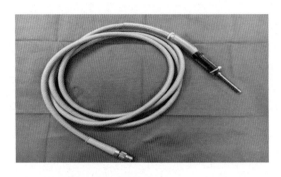

注意：①导光束需钝角盘旋保存，盘旋直径＞15cm，避免折断里面的光纤。②轻拿轻放，小心碰撞。

4. 使用注意事项

（1）灯泡寿命报警灯如果呈现红色，则说明灯泡的使用时间已经超过了450小时；如果报警灯呈现红色并闪动，则说明灯泡的使用时间已经超过了500小时。

（2）在设备使用过程中，不要经常性地开关机，否则会影响灯泡寿命。如果要短暂停止使用主机，可以把旋钮调节到光输出最小处。

（3）在使用过程中，一般不要把亮度调节旋钮置于最大位置，以防止烧坏导光束内光纤。根据手术需要调节，以能满足手术需要最低亮度为宜。

（4）冷光源机器必须放在通风良好的地方，防止主机过热。

（5）冷光源导光束严禁折叠，在保养过程中应钝角盘旋。

（6）冷光源导光束可采用液体浸泡、环氧乙烷（EO）、低温等离子灭菌方式灭菌，建议使用一次性无菌套。

（7）导光束与镜头的匹配原则见表4.9.1。

表 4.9.1　导光束与镜头的匹配原则

冷光源导光束直径（mm）	镜头直径（mm）
4.8 ～ 5.0	6.5 ～ 12
3.0 ～ 3.5	3.0 ～ 6.5
2.0 ～ 2.5	0.8 ～ 2.9

（二）内镜摄像系统

1. 内镜摄像系统用途　用于在内镜诊断、治疗或手术中与光学内镜连接，对内镜观察人体体腔视场区域的图像进行采集、处理并传输至监视器。

2. 内镜摄像系统组成

（1）摄像系统的组成：由监视器（图4.9.7）、图像处理器（图4.9.8）、摄像头（图4.9.9）及镜头（图4.9.10）组成。

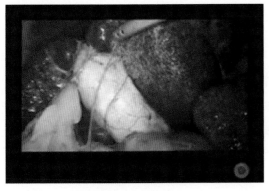

图 4.9.7 监视器

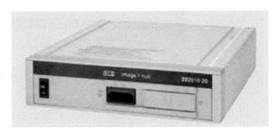

图 4.9.8 图像处理器

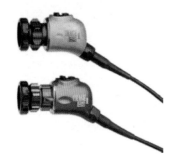

图 4.9.9 摄像头

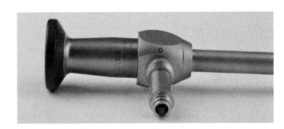

图 4.9.10 镜头

（2）图像处理器：负责对接收到的内镜的信号进行处理，并传输至监视器成像。其组成见图 4.9.11。

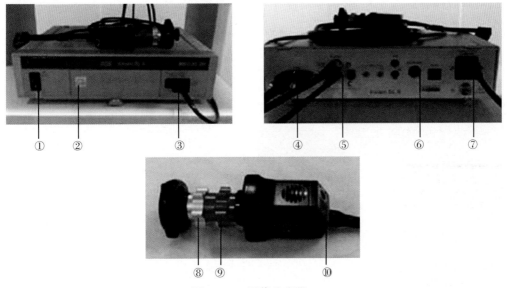

图 4.9.11 图像处理器

①电源开关；②自动白平衡按钮；③摄像头插座；④SCB 插口；⑤彩色视频输出；⑥键盘插座；⑦电源插座；⑧调焦环；⑨齐焦调节环；⑩控制按钮

（3）镜头：与摄像头连接，通过传导冷光源的光束照亮手术野，同时又把术野图像传至摄像头。其组成见图 4.9.12。

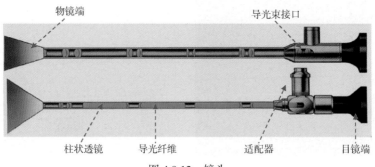

图 4.9.12　镜头

镜头外径有 10mm、5mm、3mm 等规格；长度有 31cm、42cm、50cm 等规格。镜子可见范围为视角视野（图 4.9.13），有 0°、12°、30°、45°、70° 等规格。常用 0° 和 30° 镜，外径 10mm 和 5mm 的镜头。

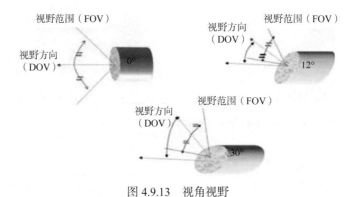

图 4.9.13　视角视野

3. 操作流程

（1）摄像头准备

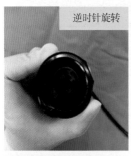
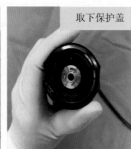
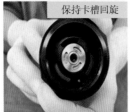

逆时针方向旋转摄像头，使卡钮完全回槽。

（2）连接镜头与摄像头

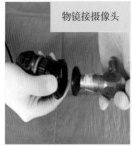
物镜接摄像头

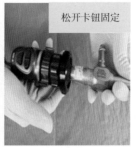
松开卡钮固定

　　将镜头目镜端对准摄像头卡槽，拼接完成后，顺时针方向回旋卡钮，确认对准成功，轻拉镜头，确保镜头已卡牢。

（3）连接图像处理器

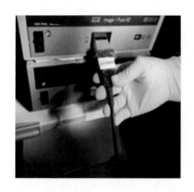

（1）将摄像头接入图像处理器。
（2）开启机器。

（4）调节白平衡

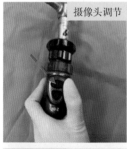
摄像头调节

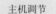
主机调节

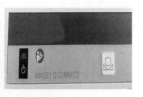

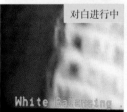
对白进行中

对白成功

（1）摄像头调节：术者按压摄像头头端快速按控制按钮可以激活在菜单中选中的功能（初级功能），如电子快门或白平衡等。
（2）主机调节：巡回护士长按主机处 。
（3）显示屏出现白平衡调节中提示，待出现调节成功提示后，松开按钮。

（5）术后整理

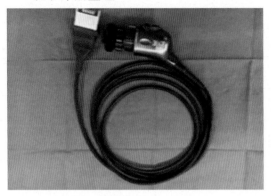

（1）关闭摄像主机电源开关，水平位拔出摄像导线，清洁消毒，整理机器。

（2）钝角盘旋摄像头导线保存，导线盘旋直径＞15cm，盖上镜头保护盖。

（3）轻拿轻放，小心碰撞。

（4）关闭监视器开关。

4. 使用注意事项

（1）先将摄像头插入图像处理器，再打开主机电源。

（2）进行白平衡调节时，先将摄像头连接的镜头物镜前端对准一个纯白色的表面（如白纱布），按压白平衡按钮，当显示器屏幕出现"White Blance Ok"时表示调节完成。

（3）如果在摄像头上同时按两个控制按钮，在显示器上会出现一个选择菜单。术者可以根据个人习惯及工作的需要选择不同的功能。

（4）可通过调焦环来调节图像清晰度，可通过调节齐焦环来调节图像大小。

（5）摄像连接线盘旋存放，盘旋直径应＞15cm，禁止提线倒垂摄像头。

（6）摄像头禁止热插拔。

（7）摄像头可采用 EO 或低温等离子消毒灭菌。为了延长摄像头寿命，建议使用一次性无菌套。

（三）内镜送气装置

1. 内镜送气装置用途 用于在内镜诊断、治疗或手术中气腹的建立和维持。

2. 内镜送气装置组成 通常由主机（图 4.9.14）和气腹连接管（图 4.9.15）组成。

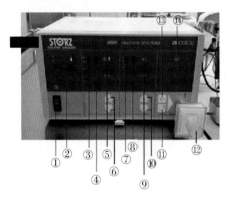
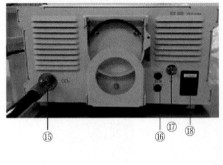

图 4.9.14 内镜送气装置主机

①电源开关；②气瓶气压指示灯；③腹腔实际压力显示；④腹腔预设压力显示；⑤当前实际压力；⑥调节腹压大小的按键；⑦气体实际流量显示；⑧气体预设流量显示；⑨当前实际流量值；⑩调节气体流量大小的按键；⑪充气开关；⑫气腹管接口；⑬复位按钮；⑭耗气总量数字显示；⑮ CO_2 气瓶接口；⑯ SCB 接口；⑰接地线端子；⑱电源接口

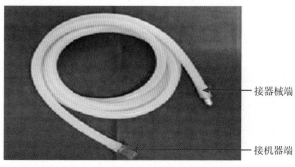

图 4.9.15　气腹连接管

3. 操作流程

（1）连接气体

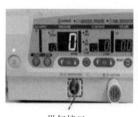

供气接口　　　供气接口

（1）连接 CO_2 钢瓶与气腹机，打开 CO_2 钢瓶阀门，检查有无漏气。

（2）打开气腹机电源，检查气体是否充足。

（2）设备自检

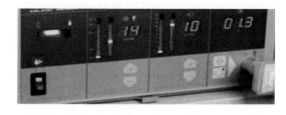

机器默认为最近一次使用数值。

（1）打开气腹机，根据手术需要调节参数。

（2）打开注气键，确认机器内余气已排出。

（3）复位键可将气体用量清零。

（4）连接气体过滤器。

（3）创建气腹

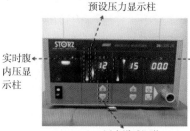

预设压力显示柱

实时腹内压显示柱

数字显示窗口注气时显示实时腹内压；停止注气时显示预设压力

压力增减调节

（1）连接气腹连接管，建议使用注水试验。

（2）确认气腹针位置正确，予 2L/min，机体适应后再调整流量。

（3）压力设置：①成人，12 ～ 14mmHg（< 15mmHg）；②儿童，7 ～ 9mmHg；③新生儿，6 ～ 7mmHg；④腔镜乳腺、甲状腺患者，6mmHg。

注意：①结合患者情况选择压力。②避免腹压长时间＞ 20mmHg。③采用满足手术需要的最小压力。

（4）维持气腹

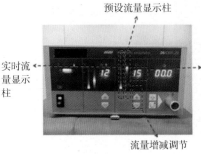

预设流量显示柱

数字显示窗口
注气时显示实
时流量；停止
注气时显示预
设流量

实时流量显示柱

流量增减调节

注意：①开始充气时，气体流量设定为低流量（0.5～1L/min），使 CO_2 缓慢进入腹腔，防止腹压骤然升高，影响心肺功能。②腹压达到3mmHg时，可调整为中高流量（3～10L/min），直至维持设定腹腔压力。

（5）术毕关机

1）断开或关闭 Trocar 接头。

2）关闭 CO_2 气体。

3）排除残余气体。

4）停止充气。

5）关闭电源。

4. 术中常见故障与处理

（1）设备无法开机：应检查电源连接是否正确、开关是否损坏、保险丝是否熔断、设备是否损坏。

（2）手术野空间狭小。

1）腹内压＜预设压力：①注气速度快，漏气。过滤器、管路、Trocar 装置漏气。②体腔与外界相通，腹壁 Trocar 切口过大、辅助开放切口、引流管。③排气速度过快，连续使用负压吸引、排烟释放气体过快。④注气速度慢，供气模式选择错误，预设流量过低。

2）腹内压＝预设压力：注气速度慢——气体通道堵塞、预设压力过低、麻醉失效。

3）腹内压＞预设压力：外力作用——腹壁按压、麻醉失效。

（3）设备报警：①气体压力。气腹机发出腹内压过高的提示，应立即打开 Trocar 阀门。②气体供应。气瓶气压显示柱呈红色提示气体供应不足，应更换供应气瓶。

（四）内镜冲洗吸引器

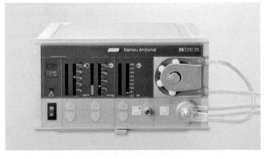

图 4.9.16　主机

1. 内镜冲洗吸引器用途　用于在内镜诊断、治疗或手术中保持内镜的观察视场区域不受血液或异物的阻挡。

2. 内镜冲洗吸引器组成　由主机（图 4.9.16）、脚踏开关（图 4.9.17）及一次性软管套件（图 4.9.18）组成。

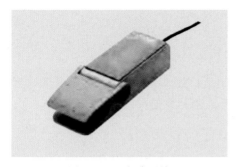

图 4.9.17　脚踏开关

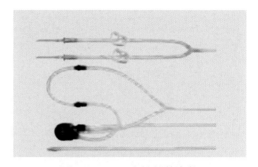

图 4.9.18　一次性软管套件

3. 操作流程

（1）开启电源

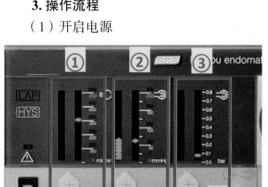

（1）开启主机电源，进入自检程序。

（2）根据手术需求及患者情况，通过"+""−"按钮设置冲洗液体流量（①）、冲洗压力（②）及负压吸引压力（③）。

注意：开机前确保未装冲洗管及压力传感器，否则设备无法通过自检。

（2）连接一次性软管套件

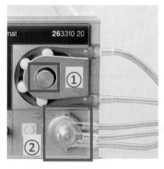
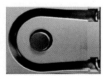

（1）按压滚动泵中间圆柱体（①），使滚动轮回收，系统启动后会自动回弹。

（2）将一次性软管套件的蓝色硅胶管平整卡入滚动泵处。

（3）将压力传感器卡入②处。

注意：蓝色硅胶管上端为进水口，下端为出水口。

（3）连接冲洗液及负压吸引装置

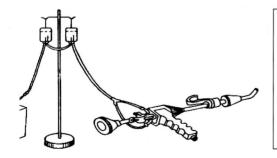

（1）将一次性软管套件入水口接入冲洗液，并将出水口连接至内镜手术器械上。

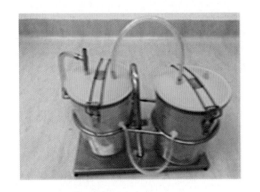

（2）将一次性软管套件负压吸引管接入负压吸引装置。

（4）开机使用

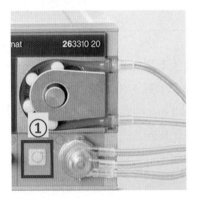

按①处的按钮启动机器。

（5）术后整理

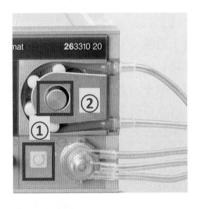

（1）拆除进水管，并使机器持续工作，直至排空管内液体。

（2）按①处的按钮停止机器运行。

（4）用力按下泵中间的圆柱体（②），拆除冲洗管及压力传感器。

（4）关闭电源，整理机器。

注意：必须先排空管内液体才能拆除压力传感器，否则会损坏压力膜和压力传感器。

4. 使用注意事项

（1）如内镜冲洗吸引器作为内镜膨腔器使用，必须选择适宜的一次性软管套件。

（2）如滚动泵内有液体残留，必须清理干净，否则液体凝成晶体会阻碍设备运行，从而导致设备损坏。

（3）在使用过程中，需将内镜冲洗吸引器正确连接至内镜手术器械，否则可能造成压力传感器出错。

（五）内镜膨腔泵

1. 内镜膨腔泵功能　用于在内镜诊断、治疗或手术中扩张人体体腔，为内镜检查或手术提供良好的观察操作空间。

2. 内镜冲洗器组成　由主机（图4.9.19）、脚踏开关（图4.9.20）及一次性软管套件（图4.9.21）组成。

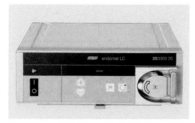

图4.9.19　主机

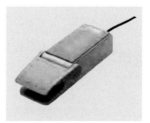

图4.9.20　脚踏开关

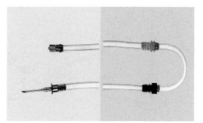

图4.9.21　一次性软管套件

3. 操作流程

（1）开启电源

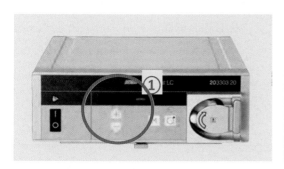

（1）开启主机电源，进入自检程序。

（2）根据手术需求及患者情况，通过"+""−"按钮①设置冲洗液体流量。

注意：开机前确保未装冲洗管，否则设备无法通过自检。

（2）连接一次性软管套件

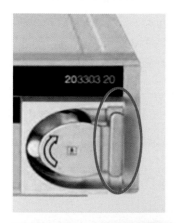

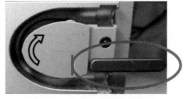

（1）顺时针90°扳动红圈处的旋钮，使滚动轮回收。

（2）将一次性软管套件平整卡入滚动泵处。

（3）将旋钮归位，卡住一次性软管套件。

注意：滚动泵上端为进水口，下端为出水口。

（3）连接冲洗液及负压吸引装置

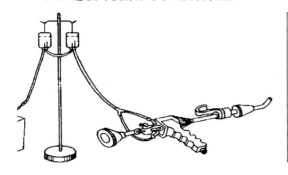

将一次性软管套件入水口接入冲洗液，并将出水口连接至内镜手术器械。

（4）开机使用

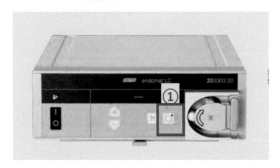

按①启动机器。

（5）术后整理

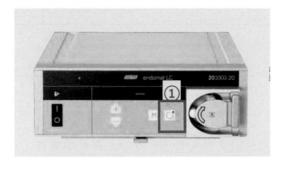

（1）拆除进水管，并使机器持续工作，直至排空管内液体。
（2）按①停止机器运行。
（3）拆除冲洗管。
（4）关闭电源，整理机器。

4. 使用注意事项

（1）如滚动泵内有液体残留，必须清理干净，否则液体凝成晶体会阻碍设备运行，从而导致设备损坏。

（2）在使用过程中，需将内镜膨腔泵正确连接至内镜手术器械，否则容易造成设备损坏。

第十节　开放式手术用成像系统

（一）开放式手术用成像系统用途

开放式手术用成像系统与医用内镜系统连接，可为整个手术团队提供手术区域的放大图像，为手术室所有工作人员提供理想的手术区域视图。

（二）图像处理工作站组成

开放式手术用成像系统图像处理工作站由空气压缩泵（图 4.10.1）、气压支撑固定架（图 4.10.2）、镜头（图 4.10.3）、夹持器（图 4.10.4）、内衬配件（图 4.10.5）及医用内镜系统（4.10.6）组成。

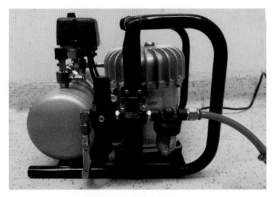

图 4.10.1 空气压缩泵

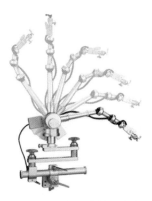

图 4.10.2 气压支撑固定架

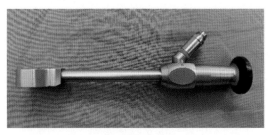

图 4.10.3 镜头

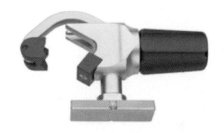

图 4.10.4 夹持器

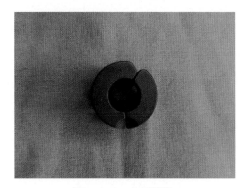

图 4.10.5 内衬配件

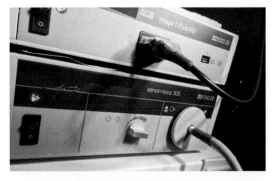

图 4.10.6 医用内镜系统

（三）操作流程

1. 安装机械臂

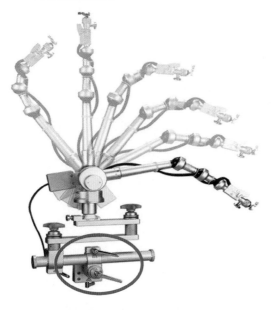

（1）将气压支撑固定架连接至空气压缩泵或墙壁压缩空气端口上。

（2）利用固定器将气压机械臂妥善固定至手术床边轨上。

注意：一定要妥善固定，以免因固定不稳导致术中术野晃动或仪器倾倒对患者或术者造成损伤。

2. 安装夹持器

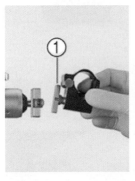
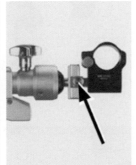

（1）将夹持器的燕尾接口①放入气压支撑固定架上对应的接口中。

（2）旋紧气压支撑固定架上的小螺帽，固定燕尾接口。

注意：必须固定稳妥。

3. 安装镜头

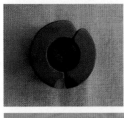
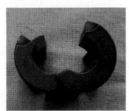
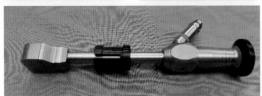

（1）将内衬配件打开，卡在镜头上。

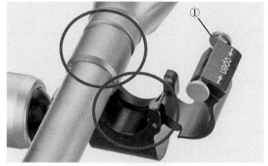

（2）按解锁按钮①，打开夹持器。

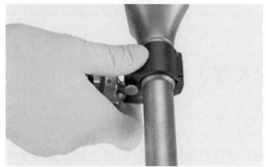

（3）将镜头卡槽对准夹持器卡口，置入夹持器。

（4）闭合夹持器。

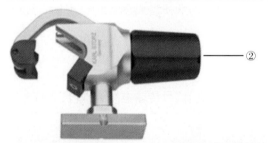

（5）向"close"方向转动旋钮②，固定镜头。

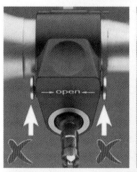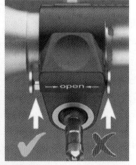

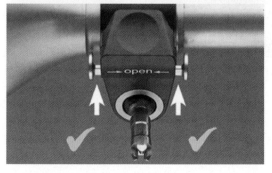

注意：①保持内衬配件的沟槽与夹持器齿槽始终咬合。②3D镜头可不使用内衬配件，但也应保持镜头外鞘的沟槽与夹持器齿槽始终咬合。③如图所示，通过按压闭合夹持器，当能够看到两侧完整的解锁按钮时，即安全地完成了锁定。④调整位置之前，应抓紧镜头，避免对患者、工作人员或镜头造成损伤。

4. 术中调整

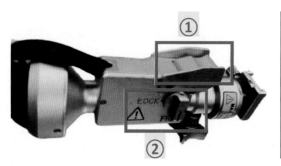

（1）根据手术要求，按压黄色调整按钮①，调整气压支撑固定架位置。

（2）拨动旋钮②至"LOCK"锁定位置（"LOCK"为锁定状态，"FREE"状态下可以随意调整角度）。

第十一节　图像处理工作站

（一）图像处理工作站用途

图像处理工作站与医用内镜连接可获取影像，实现图像的采集，通过丰富的诊断与书写功能，帮助医生快速完成图文一体化报告的输出，以及对病历资料的管理、查询、统计等功能。

（二）图像处理工作站组成

图像处理工作站由电脑主机、显示屏、脚控拍照、打印机、信号传输电缆组成（图4.11.1）。

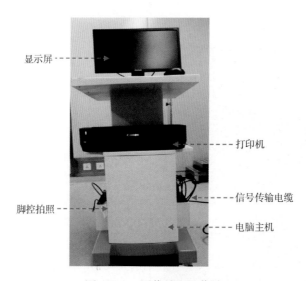

图 4.11.1　图像处理工作站

（三）操作流程

1. 正确连接

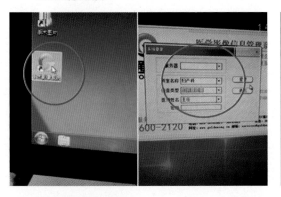

（1）打开电脑主机，确认电脑主机与内镜显像系统信号输出端口连接成功，登录"图文影像系统"。

（2）选择患者所在科室。

2. 新增患者信息

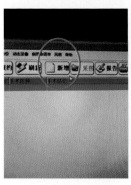 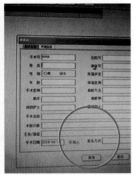

（1）进入界面，点击"新增"选项。

（2）准确无误地输入患者相关信息及术者，点击"保存"选项。

3. 采集手术图像

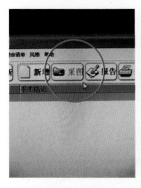 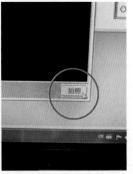

（1）返回上层界面，点击"采图"选项。

（2）可选择手控或脚控模式自主采集手术图像。

4. 脚踏开关

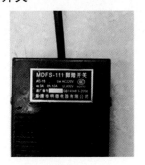

如需脚控，将脚踏开关置于助手右脚旁。

5.录制视频

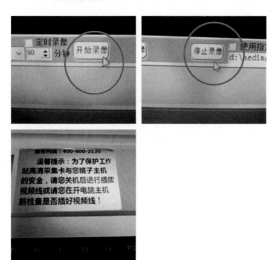

（1）选择录像模式，点击"开始录像"和"停止录像"便可开始或停止手术视频的录制。

（2）为了工作站和腔镜系统的安全，需避免在通电的情况下拔插视频线。

第十二节　空气压力波治疗仪

（一）空气压力波治疗仪用途

空气压力波治疗仪用于临床促进血液循环、防止深静脉血栓形成、预防肺栓塞、消除肢体水肿。

（二）空气压力波治疗仪组成

空气压力波治疗仪由主机（图4.12.1）、下肢套筒（图4.12.2）及气体管道（图4.12.3）组成。

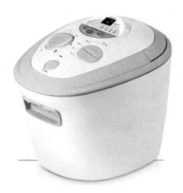

图4.12.1　主机

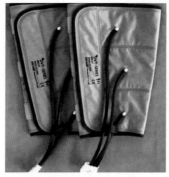

图4.12.2　下肢套筒

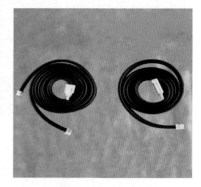

图4.12.3　气体管道

（三）操作流程

1. 安置下肢套筒

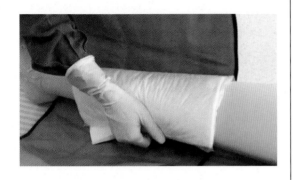

患者下肢予以棉垫保护,戴好下肢套筒。

注意：①操作前必须确认术前 B 超提示无双下肢深静脉血栓形成,并查对医嘱。②整理下肢套管及其附着管道,防止折叠、挤压,并妥善固定好接口部位,防止压迫患者造成损伤。③禁止尖锐物体碰压、划破下肢套管及气体管道,防止漏气。④禁止洗涤下肢套筒,避免损坏内气囊,使用完毕后进行擦拭消毒。

2. 连接下肢套筒及主机

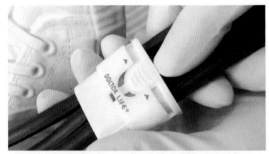

（1）按缺口指示方向连接气体管道和下肢套筒。

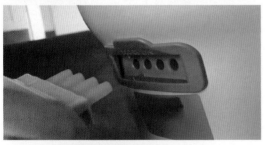

（2）按下气体管道两侧的卡槽,将其插入主机管道插座。

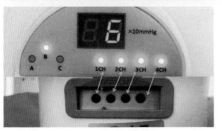

注意：①插、拔气体管道插口时,应小心用力,避免损坏下肢套筒内气囊或插口。②气体管道 4 个插孔与主机面板上的 1CH ～ 4CH 相对应,连接完毕,面板上对应的指示灯将亮起。③如相应指示灯未亮起,应及时检查通道是否通畅。

3. 使用步骤

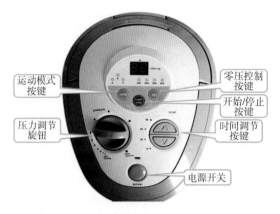

运动模式按键

零压控制按键

开始/停止按键

压力调节旋钮

时间调节按键

电源开关

（1）按下"Power"键启动设备。

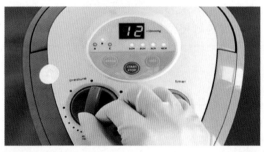

（2）旋转"Pressure"键调节所需压力。

注意：①屏幕显示数字乘以10mmHg即为实际压力值。②初始压力设定在40～60mmHg。

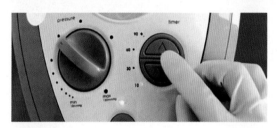

（3）通过"Timer"模块的上下按键调节治疗时间。

注意：建议设置为90分钟。

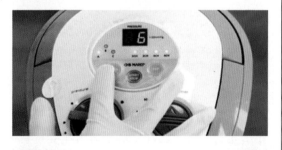

（4）按"MODE"键设置所需运行模式，对手术患者建议使用B模式。

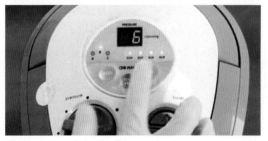

（5）确认1CH～4CH指示灯均亮，表示下肢套筒与主机连接妥当。

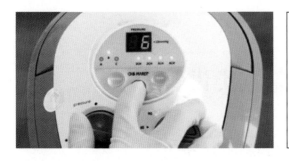

（6）按"START/STOP"键，设备开始运行。

（7）1CH～4CH指示灯将逐个闪烁。

4. 术后拆卸

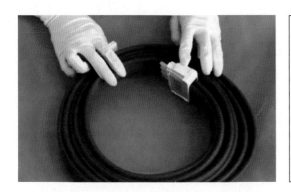

（1）关闭电源。

（2）断开气体通道与主机及下肢套筒的连接。

（3）从患者下肢取下套筒，同时观察患者的皮肤情况。

（4）整理好管道，以备下次使用。

（潘丽芬　蒋劲林　钮敏红　陈妙钿）

第五章　急救类设备

第一节　体外除颤设备

（一）体外除颤设备用途

体外除颤设备是一类使较强的脉冲电流通过心脏来消除心律失常，从而恢复窦性心律的医疗器械，用于救治心脏停搏及心室颤动、心室扑动等致命性的心律失常。

（二）体外除颤仪组成

除颤仪由主机（图 5.1.1）及电极板（图 5.1.2）组成。

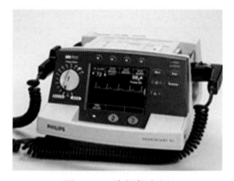

图 5.1.1　除颤仪主机

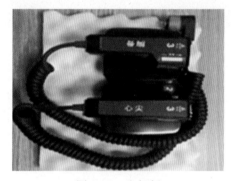

图 5.1.2　电极板

（三）操作流程

1. 准备

（1）操作者准备：着装规范，按需洗手或戴手套。

（2）评估：患者意识、呼吸、颈动脉搏动、心电图显示、心前区监测电极的连接情况。

（3）用物准备：除颤仪（带电极板）、耦合剂、电插板、电极片、纱布块、急救用物。

（4）患者准备：解释、平卧，松解衣服纽扣，检查并去除金属及导电物质，暴露胸部。

（5）环境准备：拉床帘或屏风遮挡。

2. 系统检测

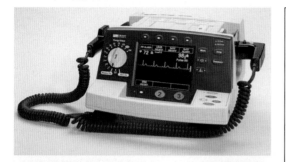

（1）断开电源。

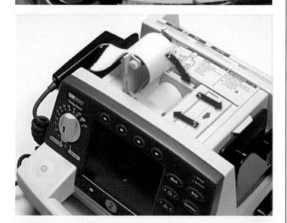

（2）确认电极板在支架上。

（3）确认打印纸已装好。

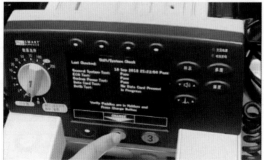

（4）蓄电。

依照提示按"CHARGE"（手柄上黄色充电键或面板上充电键均可）充电。

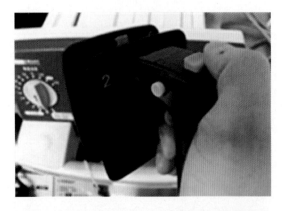

（5）放电。

双手同时按下手柄上红色的放电键。

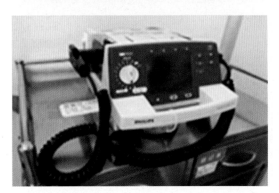

（6）查看检测结果。

查看心电图纸上检测结果，显示"PASS"则为检测通过。

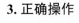

（7）关机。

3. 正确操作

（1）断开电源

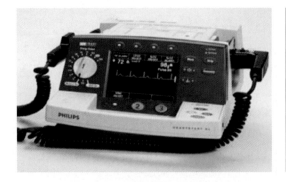

注意：①不要用交流电除颤。②将抢救车放在患者床旁。

（2）确认心室颤动／心室扑动心律

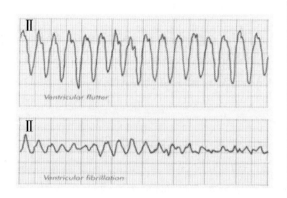

（1）对于有心电监护的患者，可直接读取。

（2）对于无心电监护的患者，可连接除颤仪上的心电导联线进行分析。

（3）打开手动通电。

注意：①立即去除患者身上的金属物。②患者去枕平卧。③暴露胸前皮肤（清洁干燥）。

（3）选择能量

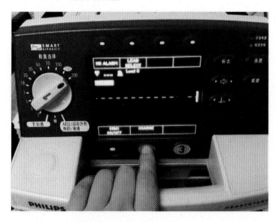

使蓝色指示灯对准所选能量参数。

注意：①成人一般选择 120～200J。②儿童一般选择 2J/kg。

（4）涂耦合剂

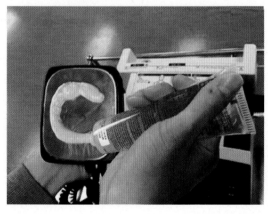

（1）取出支架上的电极板。

（2）将耦合剂以"C"形涂在电极板表面。

（3）将电极板轻轻在除颤位置摩擦，使耦合剂均匀。

注意：用于 8 岁或 25kg 以下儿童患者时，按下电击板前方扣锁，同时向前拉出成人电极板。

（5）电极板与皮肤紧密接触

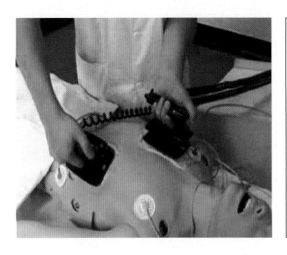

（1）左侧电极板（STERNUM）放在右侧锁骨下靠近胸骨的位置。

（2）右侧电极板（APEX）放在左侧第5肋间腋中线。

注意：①保持除颤部位干燥，避开伤口。②电极板间距≥10cm。③接触显示器显示绿灯亮，则说明接触良好。

（6）充电

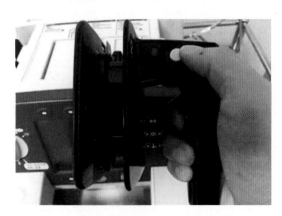

按下右侧电极板黄色按钮，充电蜂鸣声响起。

注意：等待除颤仪提示充电完毕，手不可接触电极板。

（7）放电

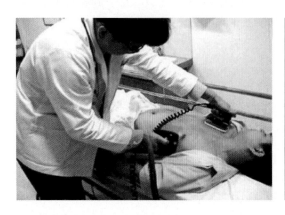

（1）大声提醒所有人闪开。

（2）同时按下两个手柄上的红色按钮，放电除颤。

注意：①确保无人与患者接触。②手不可接触电极板。③患者不可接触金属物品。

（8）评估患者

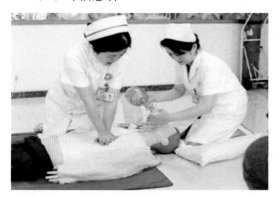

（1）立即心肺复苏5个循环。
（2）评估除颤后心电图，确定是否恢复窦性心律。

（9）整理用物，做好记录

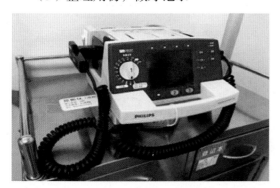

（1）关机。
（2）用蘸有水或酒精的软布擦去耦合剂，并用洁净干布擦干。

注意：将附件摆放整齐，使仪器处于备用状态。

第二节　心电监护设备

（一）心电监护设备用途

心电监护设备可对患者生命体征进行监测和记录。

（二）心电监护设备组成

心电监护设备由心电监护仪主机（图5.2.1）、监护模块（图5.2.2）、监护连接线（图5.2.3）组成。

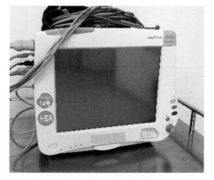

图 5.2.1　心电监护仪主机

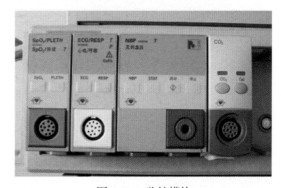

图 5.2.2　监护模块

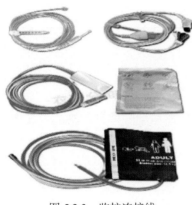

图 5.2.3 监护连接线

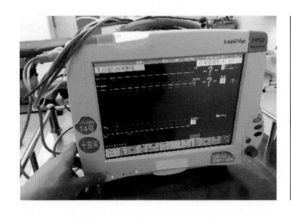

（三）操作流程

1. 准备工作

（1）患者准备：评估患者的意识、心率、心律、脉搏和口唇颜色。核对患者床号、姓名，并向患者解释操作目的及方法，取得配合。

（2）仪器准备：备齐用物，检查仪器各部件性能是否良好，正确连接各部件。

1）连接监护仪电源，打开主机开关。

选择"成人"或"小儿"模式。

2）根据监护内容，连接相应的监护通道。

A. 无创血压监测

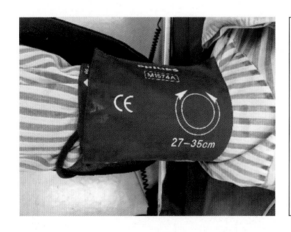

（1）选择合适的部位，绑血压计袖带。

（2）有标志的箭头指向肱动脉搏动处。

（3）按测量键（NIBP—START）。

（4）设定测量间隔时间（TIME INTERVAL）。

B. 心电监测

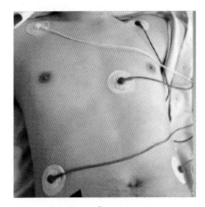

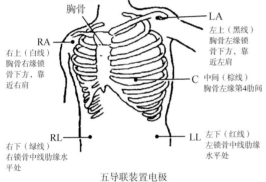

五导联装置电极

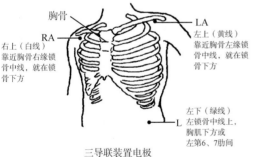

三导联装置电极

（1）暴露胸部，清洁患者皮肤，保证电极与皮肤表面接触良好。

（2）正确定位（必要时用酒精清洁放置电极片处），粘贴电极片。

（3）将电极片分别粘贴在患者右锁骨中线第 2 肋间、左锁骨中线第 2 肋间、左腋中线第 5 肋，连接心电导联线。

（4）根据情况选择导联。

（5）调节振幅。

C. SpO$_2$ 监测

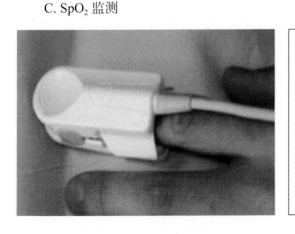

（1）将 SpO$_2$ 传感器夹置于患者身体的合适部位。

（2）红点对准指甲，避免与血压计袖带放置在同侧肢体。

2. 正确操作

（1）根据患者情况，在相对安全的范围内设定各报警限（ALARM），打开报警系统。

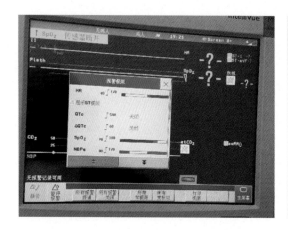

（1）选择不同监护项目并设定报警值。

（2）关掉不必要的声音，保证监测波形清晰、无干扰。

（2）调至主屏幕，巡视监护并记录。

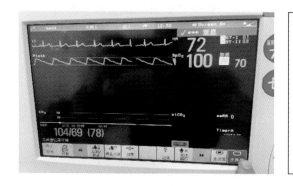

（1）监测异常心电图并遵医嘱记录监护参数。

（2）向患者交代在心电监护期间应注意的问题。

（3）停止监护，向患者解释。

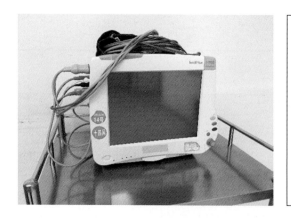

（1）关闭监护仪，撤除导联线及电极片、血压计袖带等。

（2）清洁皮肤，协助患者穿衣，合理安置患者。

（3）整理床单位及用物，用酒精擦拭监护仪及导线。

（4）按规定处理用物。

第三节　自体血液回收设备

（一）自体血液回收设备用途

血液回收机通过负压吸引装置将创伤出血或术中出血收集到储血罐，在吸引过程中与适量抗凝剂混合，经过多层过滤后利用高速离心的血液回收罐将细胞分离出来，把废液、破碎细胞及其有害成分分流到废液袋中，再用生理盐水（0.9%氯化钠溶液）对血细胞进行清洗、净化和浓缩，最后把纯净、浓缩的血细胞保存在血液袋中，回输给患者。

（二）自体血液回收设备组成

自体血液回收设备由主机（图5.3.1）、血液收集装置（图5.3.2）、血液成分收集袋（图5.3.3）、机用管路（图5.3.4）及一次性双腔吸引器管（图5.3.5）组成。

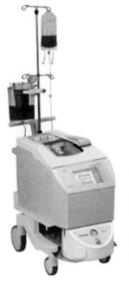
图5.3.1　主机

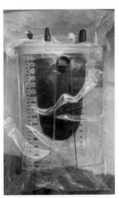
图5.3.2　血液收集装置

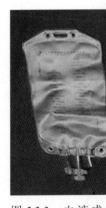
图5.3.3　血液成分收集袋

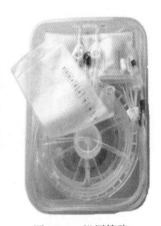
图5.3.4　机用管路

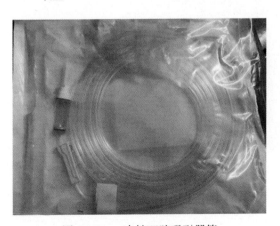
图5.3.5　一次性双腔吸引器管

（三）操作流程

1. 准备工作

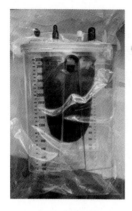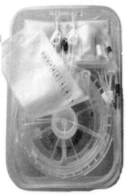

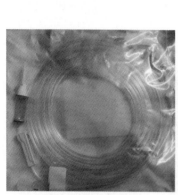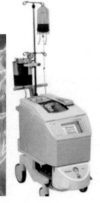

（1）物品准备：①一次性使用血液回收罐装置。②一次性使用机用管路。③一次性使用双腔吸引器管。

（2）设备准备：将设备推至手术室合适位置，踩下脚轮刹车，固定设备，接通电源。

2. 配置抗凝剂

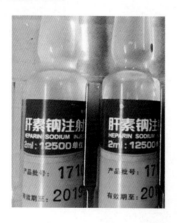

向500ml 生理盐水中加肝素钠25 000U，摇匀后将配置好的抗凝剂置于设备挂钩上。

3. 安装一次性使用血液收集装置

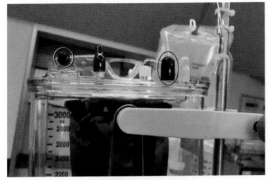

（1）将血液回收罐装置置于专用架上。

（2）将黄色保护盖取下，连接负压吸引器械。

（3）将横向蓝色保护盖取下，连接一次性无菌双腔吸引器管。

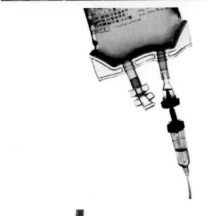

（4）将双腔吸引器管一端接入血液回收罐。

（5）将莫非滴管一端接入抗凝剂。

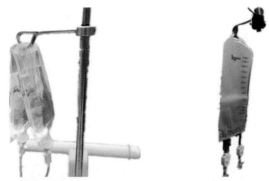

（6）打开一次性机用管路，将血液成分收集袋悬挂于设备挂钩上。

（7）连接生理盐水，对回收的血液进行清洗。

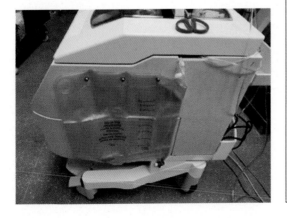

（8）将废液袋悬挂于机器侧边的挂钩上。

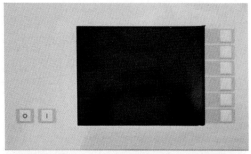

（9）在控制面板上按"|"键开机。

（10）机器进行自检。

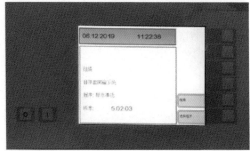

（11）待机器进入界面，按"选择程序"旁的物理按钮选择程序。

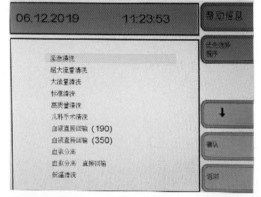

（12）有多组清洗程序可选，选中的程序为高亮状态。

（13）按"确定"旁的物理按钮确定程序。

（14）程序确定后按"返回"旁的物理按钮返回开机界面。

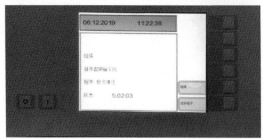

（15）按"继续"旁的物理按钮进行下一步操作。

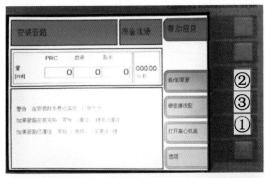

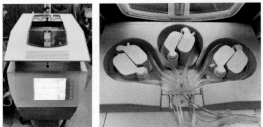

①打开离心机盖　　②装/卸泵管

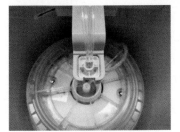

③锁住清洗腔

（16）选择①，打开离心机盖。

（17）选择②，装/卸泵管。

（18）选择③，锁住清洗腔。

（19）将离心机适配器从上面插入制动臂。

（20）关上离心机盖，进入下一步程序。

（21）管路安装完毕，按①进行灌注。

（22）如果管路已经灌注，可按②选择"不灌注"。

注意：①灌注时，双腔吸引器管和莫非滴管调节必须处于彻底开放状态。②灌注后必须保证血液回收罐内滤网全部浸湿，且罐底部要剩余约200ml抗凝剂。③灌注程序结束后，系统自动进入下一个界面。

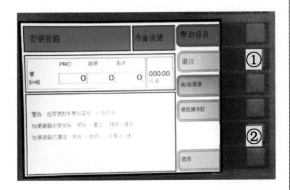

4. 回收血液的清洗

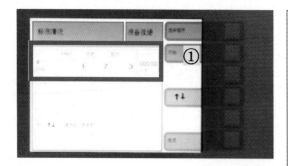

（1）当血液回收量≥500ml 时，按①开始清洗程序。

（2）系统自动统计红细胞压积（PRC）、回收血量、生理盐水量数据。

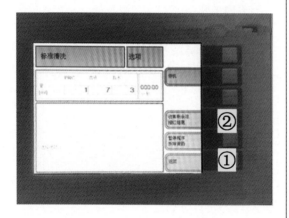

（3）清洗结束后，按①进入选项。

（4）选择②，收集剩余的浓缩红细胞。

注意：①清洗过程中使用的液体必须是等渗盐溶液（如 0.9% 氯化钠溶液），不可使用高渗液及林格液（因其中的 Ca^{2+} 可激活凝血）。②视术中出血量及出血速度调节抗凝剂的滴速，一般为 60 滴 / 分，手术意外及大出血时要加快速度。③术中使用的负压吸引的压力控制在 $100 \sim 150mmHg$（$0.013 \sim 0.02MPa$）。

5. 拆卸一次性使用血液收集装置

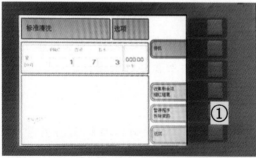

（1）剩余浓缩红细胞收集完毕，按①进入拆卸管路程序。

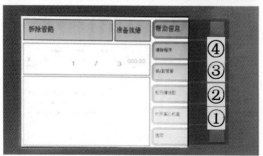

（2）选择①，打开离心机盖。

（3）选择②，松开清洗腔。

（4）选择③，装 / 卸泵管。

（5）选择④，清除程序。

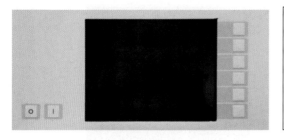

（6）按控制面板上的"〇"键关机。

（7）及时登记患者信息：科室、姓名、ID号、血型、术前诊断、手术名称、回收血量、收集血量等，并签名确认。

（四）使用注意事项

（1）术中回收处理的血液不得转让给其他患者使用。

（2）根据不同的手术、出血量和血液质量选择不同的清洗程序，每种清洗程序使用的清洗溶液的比例不同，离心机的转速不同（表5.3.1）。

表5.3.1　各清洗程序的洗涤系数

程序	PRC 流速（ml/min）		洗涤系数	应用场所
	预设	调整范围		
高质量洗涤	30	20～40	7	高度污染或损害血液
低体积洗涤	25	\	7	小血量
标准质量洗涤	35	20～45	5	标准洗涤程序
高流速洗涤	50	30～70	3	对具有高质量血液的失血进行快速处理
超高流速洗涤	70	50～100	1	对具有高质量血液的失血进行快速处理
紧急情况洗涤	100	50～100	1	快速访问具有最大流速的超高流速洗涤

注：洗涤系数＝盐水/PRC设置流速，表示用于洗涤相同红细胞时的盐水用量比；PRC在所有洗涤程序上具有相同范围。

（3）心血管等手术患者在全身肝素化后应及时停止使用抗凝剂，用鱼精蛋白中和后再恢复使用。

（4）当术中遇到血液被严重污染、切破肿瘤等情况时，应停止收集血。

（5）血液的回输保存：回收的自体血自引流开始计时，回收液在6小时内不能回输者，必须废弃。回收的自体血在室温下保存不得超过6小时，在（4±2）℃情况下可保存24小时，原则上应回收后及时回输给患者。

第四节　负压源吸引器械

（一）负压源吸引器械用途

负压源吸引器械用于吸除手术中出血、渗出物、脓液、胸腔脏器中的内容物，产生使手术野清楚，减少污染机会的作用。

（二）负压源吸引器械组成

负压源吸引器械由中心负压接口（图5.4.1）、负压吸引调节装置（图5.4.2）、负压连接管（图5.4.3）及负压吸引瓶（图5.4.4）组成。

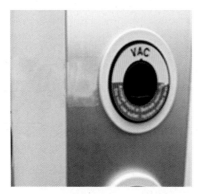

图 5.4.1　中心负压接口

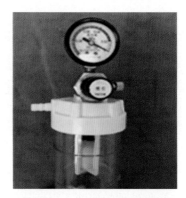

图 5.4.2　负压吸引调节装置

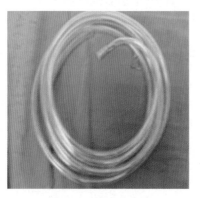

图 5.4.3　负压连接管

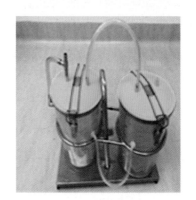

图 5.4.4　负压吸引瓶

（三）操作流程

1. 正确连接

（1）中心负压的连接

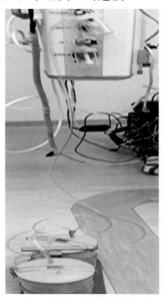

（1）将负压吸引调节装置与中心负压接口对接。

（2）通过吸引连接管分别连接负压吸引装置和负压瓶。

（3）负压瓶连接无菌台上的吸管。

（4）打开负压吸引调节装置，调节所需的压力大小。

注意：①中心负压接口只能安装负压吸引装置。②负压瓶装置要安装完好，正确连接抽出口与吸入口。③注意观察负压瓶是否装满，每台手术必须更换负压瓶。

（2）负压瓶的连接

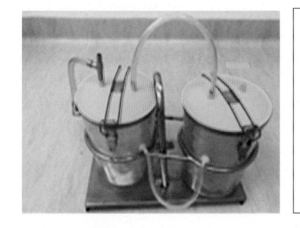

进口与出口相对应连接，底部的相同口连接好。

2. 术后拆卸

（1）更换负压瓶。

（2）关闭负压装置。

（朱小冬　卜文君　王韶莉）

第六章 医疗器械灭菌设备

第一节 卡式压力蒸汽灭菌器

（一）卡式压力蒸汽灭菌器用途

卡式压力蒸汽灭菌器适用于各种可耐受蒸汽的牙科、眼科等医疗器械的灭菌。

（二）卡式压力蒸汽灭菌器组成

卡式压力蒸汽灭菌器由主机（图6.1.1）、灭菌盒（图6.1.2）及废水瓶（图6.1.3）组成。

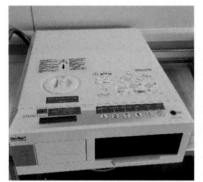 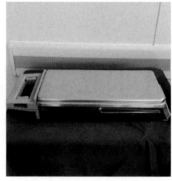 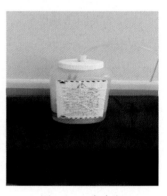

图6.1.1 主机　　　　　　　图6.1.2 灭菌盒　　　　　　图6.1.3 废水瓶

（三）操作流程

1. 正确连接

（1）主机的连接

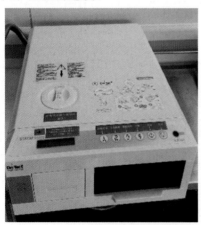

（1）机器应放置在平坦、防水的工作台上。切勿在倾斜的台面上安装和操作。

（2）使用带接地保护的电源线，电压应与本机后部标签上规定的电压范围相同。

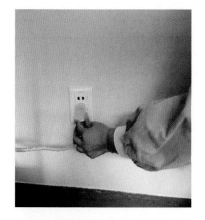

注意：放置机器时，调整3个活动脚座，使水平显示仪中的气泡位于中央或右前方1/4处，这样会保证机器将卡式盒内的残留水排尽。

（2）蓄水箱的准备

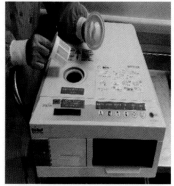

（1）打开机器顶部的蓄水箱盖。

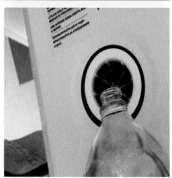

（2）向箱内缓慢注入灭菌注射用水（最多4L）。

（3）重新注水后，及时盖好水箱的盖子，防止其他液体或物质进入。

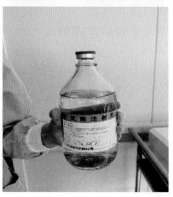

注意：①蓄水箱内只可使用灭菌注射用水或杂质不超过5ppm的蒸馏水。②一定要先放蓄水箱过滤器后才能加水。

（3）废水瓶的准备

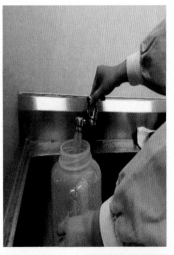

（1）将废水瓶的盖和铜制的螺旋状冷凝器一起取出，灌入自来水至"minimun"处，然后重新放好废水瓶盖和冷凝器，并拧紧。

（2）废水瓶应尽量靠近机器放置。

注意：每天倒空废水瓶，避免瓶内的水变质。

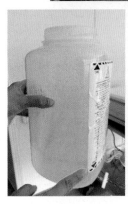
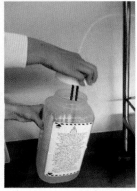

2. 使用步骤

（1）灭菌盒的准备

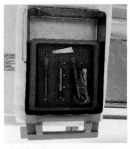
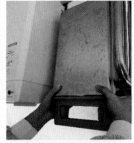
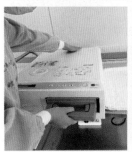
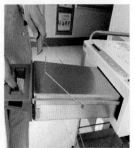

（1）将需消毒的器械和爬行指示卡整齐摆放在灭菌盒内。

（2）先把盒盖后部的插板垂直插进底盘的插槽内。

（3）随着盒盖的关闭，盖后部的插板和底盘的插槽咬合，把灭菌盒的提手放到盒的前部（关闭位置）。

（4）把灭菌盒的后部插入机器内，轻轻地向机器内部平推，直到听见"咔嗒"声。

（2）主机的操作

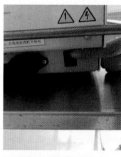
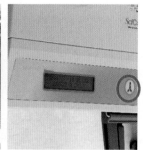
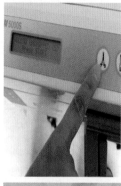
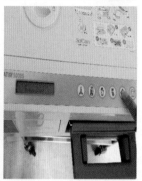
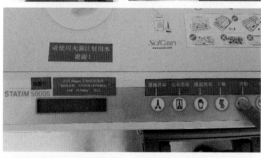
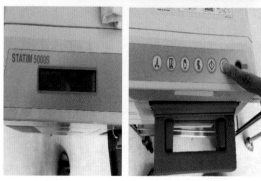

（1）打开机器开关，进入自检程序，当显示"SELECT A CYCLE"（选择一个程序）时方可进行下一步。

（2）按"✂"（非包裹循环）键，选定模式，显示屏将显示选定的模式。

（3）显示屏显示："HOLLOW UNWRAPPED（S） PRESS START"（您好，非包裹循环，按开始）时，按"◆"键开始；显示屏将出现循环计数："HOLLO WUNWRAPPED（S）CYCLE NUMBER 000000"（您好，非包裹循环，数字，000000）。

（4）黄色指示灯亮起，说明所选的灭菌循环已开始运行，随着循环的运行，会听到各种声音，这是机器正常运行产生的。

（5）机器运作至显示屏显示"AIR DRYING 59：59"（空气干燥59：59）说明已灭菌完成，正进行60分钟的干燥循环，干燥循环阶段可以按停止键（红色键）随时终止。

（6）当自动的60分钟干燥阶段结束时，干燥完毕，会听到提示音，黄灯闪烁，显示屏显示："PLEASE WAIT CYCLE COMPLETE"（请等待，系统完成）。

（7）取出灭菌盒，查看灭菌指示卡是否合格。

（8）关闭机器开关。"REMOVE CASSETTE CYCLE COMPLETE"（取出灭菌盒，程序结束）。

注意：请确保选择"HOLLOW WRAPPED（S）134℃/3.5Min"（非包裹循环）模式进行灭菌。

（四）维护与保养

（1）建议每周用不含氯的中性清洗剂或液体肥皂清洁卡式盒内部至少一次。

（2）每周至少一次或随时清洁蓄水箱过滤器，过滤器很容易取出，用流动水上下清洗干净，然后放回水箱开口处。

（3）防止尘埃进入蓄水箱，如果污染，要放掉蓄水箱内的水，然后使用灭菌注射用水或杂质量不超过 5ppm 的蒸馏水冲洗，切勿使用化学物质或非推荐的洗涤剂，否则可能损坏机器。

（4）用浸有肥皂的湿软布擦拭机器的外部，切勿使用刺激性的化学洗涤剂或消毒剂。

（5）为保证机器正常工作，每运行 500 次循环或使用 6 个月后就应更换密封圈。

第二节　过氧化氢低温等离子体灭菌器

（一）过氧化氢低温等离子体灭菌器原理

使用 55% 以上浓度的过氧化氢作为灭菌介质，在设定的温度（45 ~ 55℃）和真空条件下，通过过氧化氢气化、穿透和等离子过程对物品进行灭菌的装置，称为过氧化氢低温等离子体灭菌器。

（二）灭菌剂分类

根据不同的过氧化氢灭菌剂，目前过氧化氢低温等离子体灭菌器灭菌剂主要分为两种，一种是卡匣式过氧化氢（图 6.2.1），一种是瓶装式过氧化氢（图 6.2.2）。

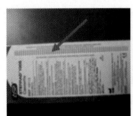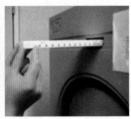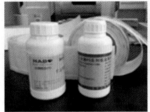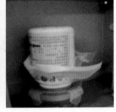

图 6.2.1　卡匣式过氧化氢　　　　　　图 6.2.2　瓶装式过氧化氢

（1）灭菌剂经过提纯器提纯，浓度由原始的 58% 左右提高至 95% 左右，然后注入灭菌腔进行灭菌，称为提纯技术型（卡匣式）。固定剂量包装，每次定量注入，使用前观察外壳的化学变色条颜色、有效期，正确插入卡匣。

（2）灭菌剂未经任何处理直接注入灭菌腔进行灭菌的技术称为非提纯技术型（瓶装式）。每次使用时，电子或机械定量从瓶中抽取，使用过程中过氧化氢浓度必须大于 55%，每瓶过氧化氢溶液的使用时间不能超过 14 天。

（三）适用范围

过氧化氢低温等离子体灭菌器适用于不耐热、不耐湿的手术器械，如内镜下手术器械（图 6.2.3）、电子设备（图 6.2.4）、光学仪器设备（图 6.2.5）、精密显微手术器械（图 6.2.6）等的灭菌。

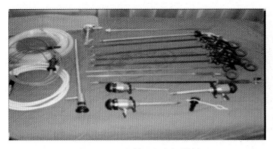

图 6.2.3 内镜下手术器械

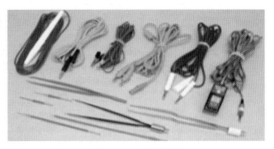

图 6.2.4 电子设备

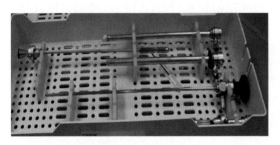

图 6.2.5 光学仪器设备

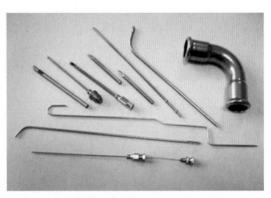

图 6.2.6 精密显微手术器械

（四）不适用范围

1. 不兼容材质（表 6.2.1） 植物纤维素类、液体类、粉剂类等。

表 6.2.1 不兼容材质

类型	原因
布类	吸收灭菌剂（多使用于高温高压）
纸类	吸收灭菌剂（多使用于高温高压）
油类	分子密度大，气体不易穿透（使用专业器械油作为器械润滑剂）
水分	干扰压力 / 稀释灭菌剂
粉剂	吸收灭菌剂（多使用于高温高压）
木类	吸收灭菌剂（多使用于高温高压）

2. 不兼容结构（图 6.2.7） 一端闭塞的管腔器械、不能耐受真空的器械、过于细长的管腔。

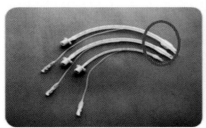

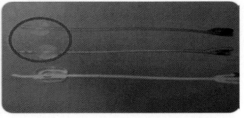

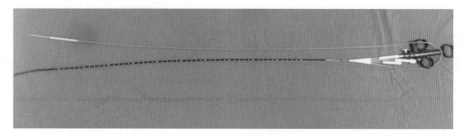

图 6.2.7　不兼容结构

（五）适用包装材料

特卫强袋卷（图6.2.8）、无纺布（图6.2.9）、硅树脂器械盒（图6.2.10）及硬质器械盒（图6.2.11）。

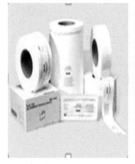 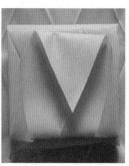 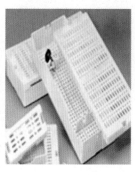 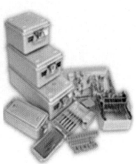

图 6.2.8　特卫强袋卷　　图 6.2.9　无纺布　　图 6.2.10　硅树脂器械盒　　图 6.2.11　硬质器械盒

（六）灭菌物品装载要求

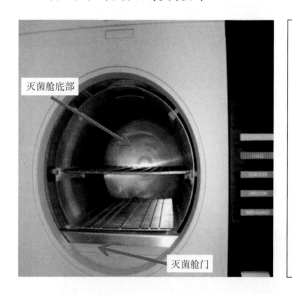

（1）需灭菌物品不能碰触舱门及舱底部，不超过器械搁架范围。

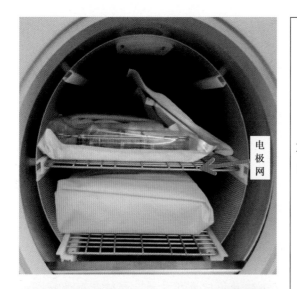

（2）装载物和电极网之间至少预留25mm的距离，金属类物品不能直接碰触到舱内电极网。

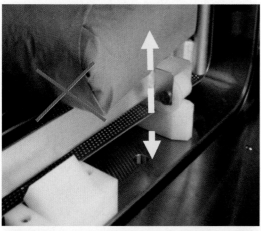

（3）装载时注意物品不能超出器械搁架范围，否则会遮挡过氧化氢浓度监测探头。

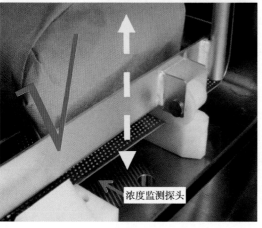

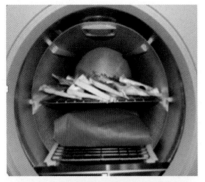

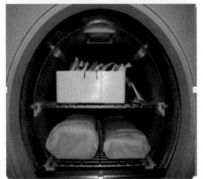

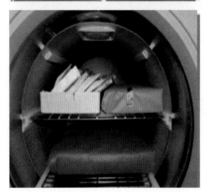

（4）灭菌袋可侧放、平放，但注意面应朝同侧。

（5）物品不能堆积放置，器械盒应平置于灭菌架上。

（6）不同材质器械宜混合置于灭菌舱内，无最小容量，但最大装载量以 60% ～ 70% 为宜，不能大于 80%。

（七）灭菌周期选择

识别不同灭菌周期并正确选择灭菌周期（表 6.2.2）。

表 6.2.2 灭菌周期

管腔类型	规格	短循环	长循环
不锈钢管腔	直径≥ 1mm（长度≤ 50cm）	√	
普通医用管路	直径≥ 1mm（长度≤ 1m）	√	
	直径≥ 1mm（长度为 1 ～ 2m）		√
软式内镜	直径≥ 1mm（长度≤ 1m）		√

（八）灭菌器操作步骤

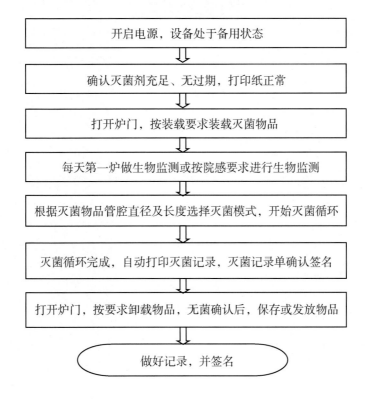

（九）常见报警识别与处理

常见报警识别与处理见表 6.2.3。

表 6.2.3　常见报警识别与处理

取消阶段	原因	处理方法
真空期	装载物过湿（5 分钟内）	取出最冷的一包物品处理干燥，重新包装
	管腔过湿（10 分钟内）	取出干燥
注射期	有吸附物（3 分钟内）	取出吸附物，更换包装材料和灭菌监测材料
	电池、电钻放置错误（6 分钟内）	取出少许或更换摆放位置
	物品过多	取出少许物品
	注射阀堵塞	清洁注射阀

（十）灭菌监测判断

1. 物理监测　如果发生灭菌中断或取消，即表示物理监测失败，打印并判断灭菌循环参数（"mtorr"为真空压强单位，1mtorr=0.133Pa，1torr=133Pa）。

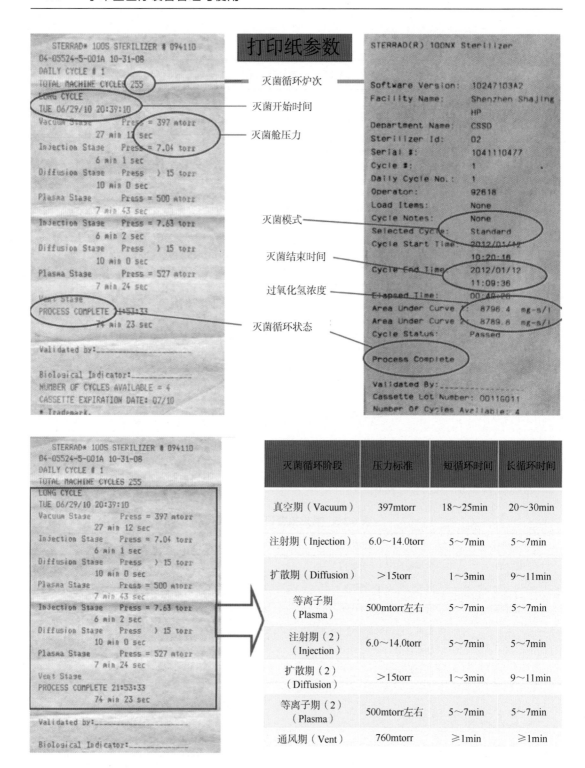

灭菌循环阶段	压力标准	短循环时间	长循环时间
真空期（Vacuum）	397mtorr	18~25min	20~30min
注射期（Injection）	6.0~14.0torr	5~7min	5~7min
扩散期（Diffusion）	>15torr	1~3min	9~11min
等离子期（Plasma）	500mtorr左右	5~7min	5~7min
注射期（2）（Injection）	6.0~14.0torr	5~7min	5~7min
扩散期（2）（Diffusion）	>15torr	1~3min	9~11min
等离子期（2）（Plasma）	500mtorr左右	5~7min	5~7min
通风期（Vent）	760mtorr	≥1min	≥1min

2. 化学监测　判断灭菌物品是否已接触汽化的过氧化氢，包外化学指示物及包内化学指示物变色是否合格。

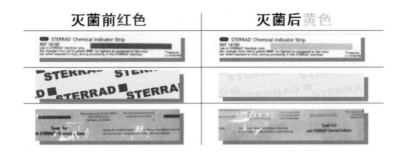

（1）观察要点：变色指示条是否变色均匀，所变的颜色是否在厂家说明书的正常范围内。

（2）存储要求：所有的化学指示耗材在使用前均应注意避光、避热、避潮、避强氧化剂。

3. 生物监测方法 见表 6.2.4。

表 6.2.4 生物监测方法

频率	使用的当天至少进行一次
菌种	嗜热脂肪芽孢杆菌
方法	每天第一锅随灭菌物品应放置在灭菌剂最难达到的位置。培养温度：56～60℃； 对照组：必须与灭菌组为同一批号；培养时间：24 小时，最多不超过 72 小时

（1）使用前检查生物监测试剂是否完好。

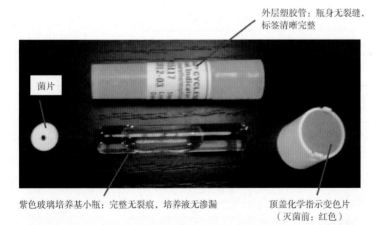

外层塑胶管：瓶身无裂缝，标签清晰完整

菌片

紫色玻璃培养基小瓶：完整无裂痕，培养液无渗漏

顶盖化学指示变色片（灭菌前：红色）

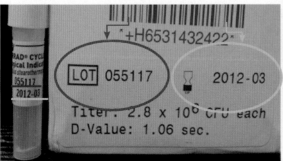

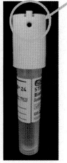

气孔是否打开

（2）生物监测结果判读：见表6.2.5。

表6.2.5　生物监测结果判读（对应下图）

项目	阳性对照管	灭菌测试管	结果判读及分析
①	黄色（＋）	紫色（－）	生物监测合格
②	紫色（－）	紫色（－）	生物监测不合格。恒温箱温度、培养环节、试剂效期、试剂存储、操作流程有误？
③	黄色（＋）	黄色（＋）	生物监测不合格。灭菌失败？假阳性？

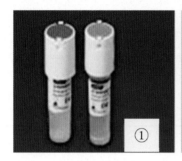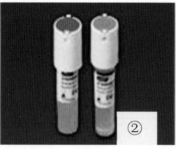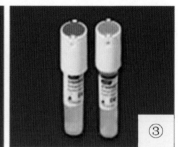

（3）生物监测不合格处理流程

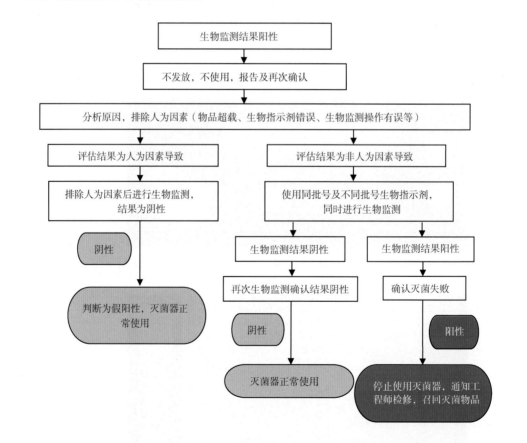

（十一）使用注意事项

（1）所有器械放进灭菌盒前要彻底清洗。

（2）将没有包裹的器械摆放在底盘上的器械支架上，互不接触，以保证蒸汽接触器械的所有部位。

（3）切勿将器械堆积在灭菌盒内，否则将妨碍灭菌过程。

（4）切勿强行或用力插入灭菌盒，否则可能导致内部结构损坏。

（朱小冬　卜文君　王韶莉）

第七章　神经外科专用设备

第一节　有创颅内压力设备

（一）有创颅内压力设备用途

有创颅内压力设备可用于监测颅内的温度及压力。

（二）有创颅内压力设备组成

1. 有创颅内压力设备　由主机（图7.1.1）、连接线（图7.1.2）、探条（图7.1.3）组成。

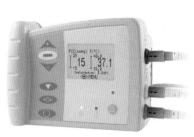
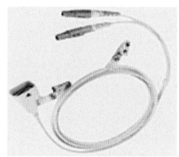
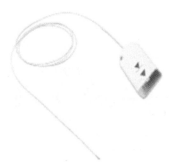

图 7.1.1　主机　　　　　　　　图 7.1.2　连接线　　　　　　　图 7.1.3　探条

2. 探条种类

（1）PSO-PT 型（螺栓型脑实质探条，图7.1.4）：适用于脑出血、动脉瘤破裂、脑室出血及听神经瘤、脑室内肿瘤、静脉窦肿瘤等颅内肿瘤高危患者。

（2）PSO-VT 型（隧道型脑室内探条，图7.1.5）：适用于脑出血、动脉瘤破裂、脑室出血外引流、听神经瘤、脑室内肿瘤、静脉窦肿瘤、颅内肿瘤等高危患者。

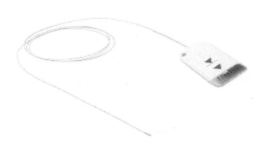
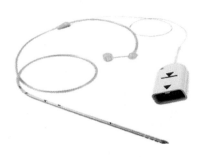

图 7.1.4　PSO-PT 型探条　　　　　　　　图 7.1.5　PSO-VT 型探条

（三）操作流程

1. 连接线与探条的连接

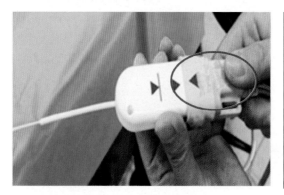

> 将连接线连接口和探条连接口连接在一起。插口方向和蓝色箭头同时印在两个接口上，方便正确连接。
>
> 注意：①蓝色箭头对准后方能缓慢推进。②严禁暴力或不按蓝色箭头对接，否则会导致串口数据接头采集数据失灵。

2. 调零

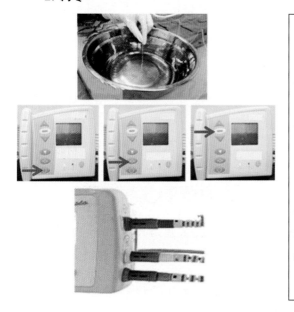

> （1）准备无菌生理盐水。
> （2）将导管的探测头（金属部分）完全浸入液体。
> （3）当探测头浸入后，根据屏幕出现提示等号依次按下电源键、对零键、确定键。
> （4）调零过程结束后即可开始植入导管。
>
> 注意：①植入前必须调零。②注意探测头勿接触容器壁。③调零时，探头以刚浸润探条金属尖端为宜，越浅越好。④主机旁的三根连接线接头不得拔出，因为里面构造复杂，容易断裂。

第二节　神经外科显微镜

（一）显微镜用途

显微镜用于术中放大、照明、血管和肿瘤荧光造影、手术过程摄像和录像。

（二）显微镜组成

显微镜由镜头（含主镜、助手镜、内置高清摄像头、内置荧光系统），支架，主机（含照明、工作站、显示屏、系统设置）组成（图7.2.1）。

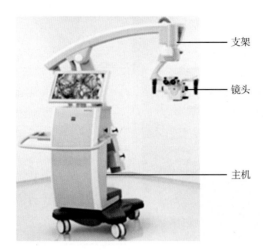

支架

镜头

主机

图 7.2.1　显微镜的组成

（一）操作流程

1. 普通模式

（1）设备准备

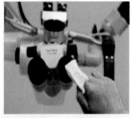

（1）用专用擦镜纸轻轻擦拭目镜及物镜镜头。

（2）松开显微镜底座刹车，移动显微镜至手术床旁位置。

（3）连接电源。

注意：①底座两只脚踏同时踏至水平位即为底座刹车解锁，可移动显微镜。②电源电压为 220V 插座即可，因机器内置稳压电源。

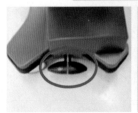 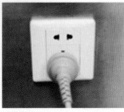

（2）开启电源

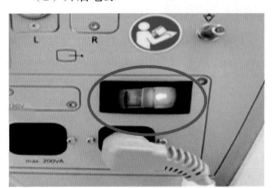

打开显微镜电源键，至绿色灯亮起。

（3）关闭光源

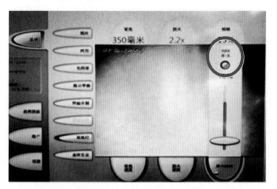

　　开机后显微镜灯光默认处于开启状态，若暂未使用可先点击屏幕中"最大照明"按钮关闭光源，以延长灯泡使用寿命。

（4）确定助手镜位置

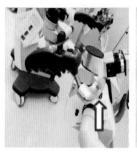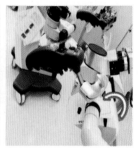

　　（1）如需要调节助手镜位置，找到左右侧方的插孔水平对准接口往里推送，听到"咔"表示到位。

　　（2）向与"Open"箭头方向相反的方向旋转，感觉到有阻力表示旋紧。

　　注意：旋转过程略感阻力即可，不可用力过度，防止拆卸困难。

（5）调节平衡

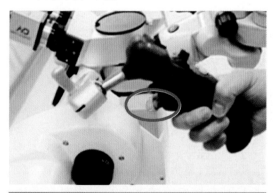

　　（1）按手柄后面下方的绿色按键，解开电磁锁。

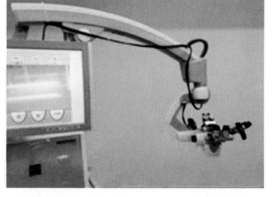

　　（2）移动显微器支架，将镜头水平移至远端。

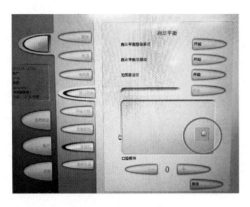

（3）将显微镜移动至小球完全进入蓝色区域。

（4）点击"菜单"里的"自动平衡"。

（5）按"开始"即可调节整机平衡。

（6）按"开始"可调节机头平衡。

注意：若选择仅机头平衡，无须将蓝色小球移至蓝色区域。

（6）输入患者信息

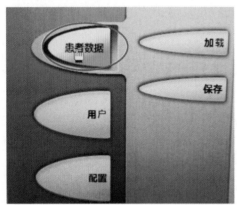

（1）点击"患者数据"进入患者信息录入页面。

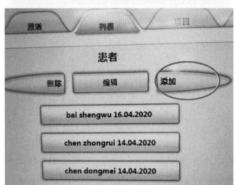

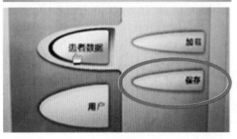

（2）点击"添加"按钮进入患者信息编辑页面，输入患者相对应信息，确认屏幕左侧方框内的信息是否为当前患者信息，并点击"保存"按钮。

（7）套上无菌罩

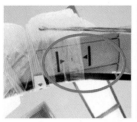 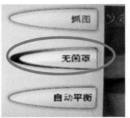

（1）将无保护套开口末端拉到显微镜支架箭头处，扎紧。

（2）点击屏幕中"无菌罩"按钮，显微镜套内自动抽真空。

（8）将显微镜放置于适宜位置

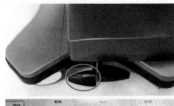

（1）推显微镜至手术区内、术者移动物镜至手术野上方后，踩下左侧"STOP"脚踏。固定刹车。

（2）点击照明中"开/关"，开启光源。

注意：术中加强管理，严禁碰撞显微镜。

（9）录制视频

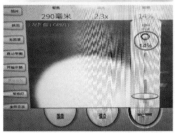

点击"开始录制"即可录制视频，点击"全屏显示"可全屏显示，轻触屏幕可退出全屏显示。

2. 荧光模式

（1）主画面操作

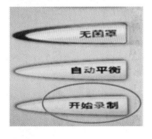

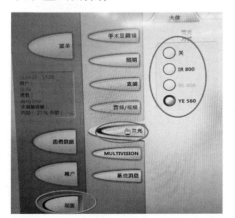

（1）主画面下选择"配置"。

（2）点击"荧光"。

（3）有两种荧光模式可供选择：IR 800 和 YE 560。

（2）手柄操作

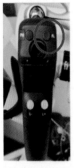 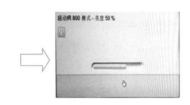

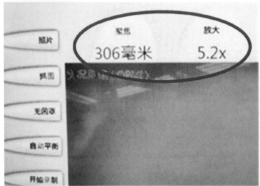

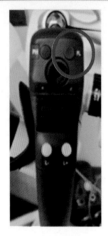

（1）使用 IR 800 荧光模式

1）先按手柄荧光键"FL"一次，进入该模式。

2）再次按手柄荧光键"FL"一次，出现对话框"启动 IR800 模式，亮度 50%"，待蓝色进度条消失，屏幕上方出现黑白画面计时，即已进入荧光画面，护士快速推注显影剂。

3）长按"FL"3 秒退出荧光模式。

注意：①建议调节聚焦参数为 300mm 左右，放大倍数为 5.0 左右。②如需进行第二次荧光造影，需间隔 20 分钟以上。③建议退出荧光模式前观察 30 秒以上，待荧光充分流经脑血管后再退出。④退出后会自动进入短回放、长回放，如需结束回放，可长按"FL"键 3 秒退出。

（2）使用 YE 560 模式

1）先按手柄荧光键"FL"一次，进入该模式。

2）再按手柄荧光键"FL"一次，退出模式。

3. 关机

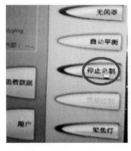 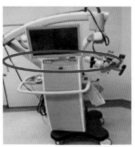

（1）按"停止录制"键，停止当前视频录制。

（2）收拢支架臂至水平最小范围，靠紧主机。

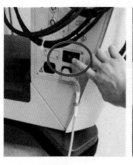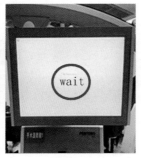

（3）关闭显微镜电源按钮。

（4）等待显示屏黑屏后方可拔出电源线。

注意：①显微镜复位，支架臂须复至水平最小范围，防止机身在移动中发生碰撞。②电源关闭后，须等待显示屏完全变黑，屏幕上"wait"消失，才可拔出电源插头。

4. 保养维护

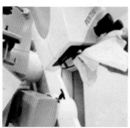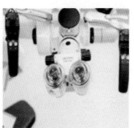

（1）使用专用擦镜纸擦拭目镜、物镜镜头，以保持镜头清洁。

（2）套好镜盖。

（3）套好防尘罩放回原位。

（4）定期由厂家工程人员进行维护保养。

（5）注意防潮、防热、防震。

第三节　脑室镜系统

（一）脑室镜系统用途

脑室镜系统用于脑室腔的诊察和手术。

（二）脑室镜系统组成及镜头型号

1. 脑室镜系统的组成　高清显示器（图7.3.1）、摄像主机（图7.3.2）、摄像头（图7.3.3）、镜头（图7.3.4）、冷光源主机（图7.3.5）、冷光源导光束（图7.3.6）。

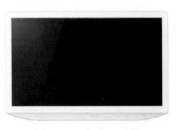

图 7.3.1　高清显示器

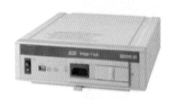

图 7.3.2　摄像主机

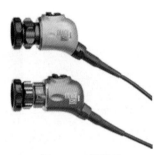

图 7.3.3　摄像头

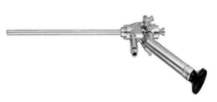

图 7.3.4　镜头

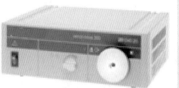

图 7.3.5　冷光源主机

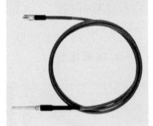

图 7.3.6　冷光源导光束

2. 脑室镜镜头型号　脑室镜镜头外径 6.1mm、长 180mm。适用于脑积水、颅内蛛网膜囊肿、脑室内肿瘤、颅底占位、脑出血。

（三）操作流程

1. 正确连接

（1）镜头的安装

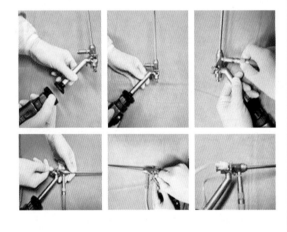

（1）一手垂直固定手柄，右旋解锁摄像卡口，另一手垂直固定镜头，使镜头与摄像卡口自然对接，松开，卡口镜头锁住。

（2）顺时针旋转光纤接口，直至有阻力为止。

（3）顺时针旋转注水接口，直至有阻力为止，两侧同样方法操作。

注意：严禁暴力或多次扭紧，否则会导致电缆线内部光纤断裂。

（2）主机的连接

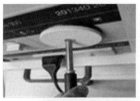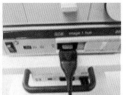

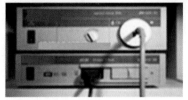

（1）光纤端口水平插入圆形接口。
（2）摄像端口水平插入方形接口。

注意：①所有信号设备必须关机插拔，光源除外。②摄像端口接入方向为"HD"字样字面朝上，插到底部会有阻力感，力量过轻会导致插入不完全。

2. 使用步骤

（1）开机

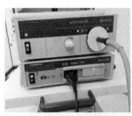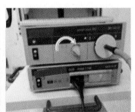

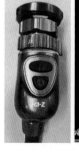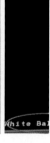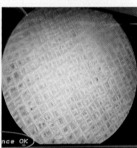

（1）依次打开显示器、光源、摄像系统电源键，指示灯变绿。
（2）将与摄像头连接的内镜前端对准一个白色的表面(如医用纱布等)约5cm距离。
（3）通过摄像手柄上左侧快捷键进入白平衡模式至屏幕显示，左下角显示"White Balance OK"表示白平衡调节完成。

注意：①将亮度调节旋钮调节至最小，然后再打开电源。②亮度由小至大调节（在满足术野亮度的情况下将光源亮度调节至最小）。③调节白平衡，镜头对准白色中央，使镜头视野铺满白色。④调节焦距，通过旋转变焦环调整图像清晰度，将视野范围内最远处的图像调整为最清晰的状态为佳。

（2）术中使用

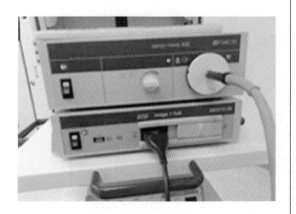

注意：①术中暂时不用光源亮度时可调至最低（20分钟不用关闭冷光源），氙灯开关的时间间隔要在20～30分钟，频繁开关会缩短氙灯的使用寿命。②摄像主机可以自动调光，在满足手术视野亮度的情况下，尽量把光源亮度旋钮调低，可避免光纤过热而导致的光纤和镜头烧坏。③冷光源工作时，已连接的导光束或镜头前端严禁把光直接照射到患者或无菌台等易燃插口上，否则有灼伤和燃烧的危险。④不用时将光源亮度调至待机或最低，长时间不用则关机。

（3）术中灌注

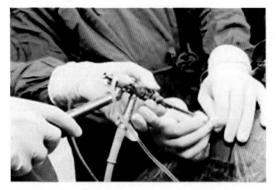

注意：①脑室灌注液为37℃的生理盐水。②灌注压保持在200～250mmH₂O，滴速为40～50滴/分。

（4）术后拆卸

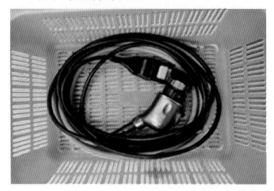

关闭主机后，拆卸光源摄像连接线。

注意：线缆使用后，不要过度弯曲光纤，应盘成＞15cm的大圆圈，放入特定容器。

第四节　手术动力系统

（一）手术动力系统用途

手术动力系统用于在神经外科手术中切削、研磨骨骼。

（二）气钻动力系统组成及附件

1.气钻动力系统的组成　由马达（图7.4.1）、脚踏（图7.4.2）、钻头和附件（图7.4.3）组成。

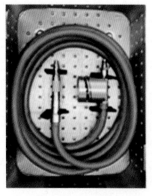

图7.4.1　马达

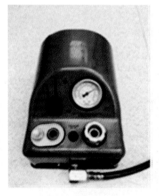

图7.4.2　脚踏

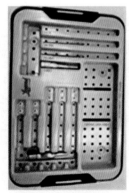

图7.4.3　附件

2.气钻动力系统的附件种类及型号（图 7.4.4）

（1）直形钻头附件：适用于颅骨骨质打孔打磨。

（2）铣刀附件：适用于颅骨切开、横切、截骨术。

（3）显微驱动附件：适用于颅底、经鼻蝶、乳突骨质磨除。

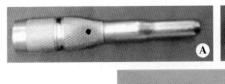
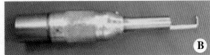
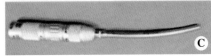

图 7.4.4　气钻动力系统的附件种类

A.直形钻头附件；B.铣刀附件；C.显微驱动附件

3.钻头型号及附件（图 7.4.5）

（1）锥形钻头：适用于钻孔、骨成形、扩大骨孔。

（2）球形附件

1）适用于清创术、去皮质、钻孔、神经减压、乳突切除术、听神经瘤手术。

2）规格：杆长 9cm，直径 5.0mm。

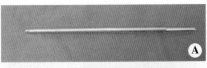
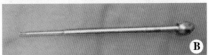

图 7.4.5　钻头型号及附件

A.锥形钻头；B.球形附件

（三）操作流程

1.正确连接

（1）钻头的安装

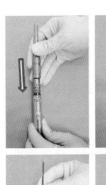
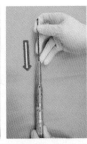
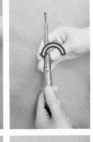
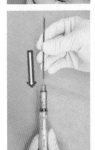
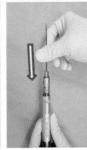
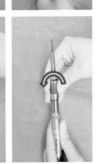

（1）对准驱动附件与马达外壳上的三角形标记，将直形附件推到马达头上。当驱动附件完全就位时，将会听到"咔嗒"两声。

（2）略微旋转，将钻头完全插入驱动附件之中。

（3）将驱动附件旋转至马达壳上的"🔒"位置，并尝试将钻头从驱动附件中拔出，至不能拔出即可。

注意：①连接时附件上的标记箭头应对准马达接头上的箭头，否则驱动附件将不能完全插入马达。②如果驱动附件未处于"🔒"位置，马达将不能正确运转并产生烟雾。

（2）马达的连接

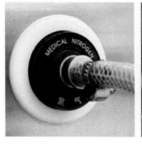 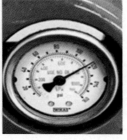

连接动力系统与压缩空气气源接头。

注意：马达压力显示在 80 ～ 120kPa 可正常运转，压力低于 80kPa 时马达运转动力不足，高于 120kPa 时会损害或缩短马达的寿命。

（3）扩散器的安装

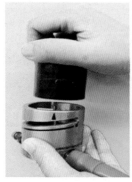 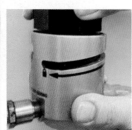

（1）将扩散器插入位于马达软管底座座筒的位置。

（2）扩散器卡槽对准"🔓"位置。

（3）将扩散器由"🔓"旋转至"🔒"位置，感觉并听到"咔嗒"声即可。

注意：连接扩散器时若未将扩散器插入卡槽，或未旋转至"🔒"位置时，马达可因压力不足而无法工作或扩散器会因压力突然增加而喷出卡槽，从而可能伤及患者、操作人员及手术室工作人员。

（4）马达与脚踏的连接

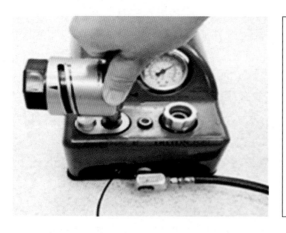

将马达软管连接到脚踏对接端口，连接完全时可听到"咔嗒"声。

注意：不要设置手控"👍"使用动力系统。

2. 使用步骤

（1）动力系统预工作的测试

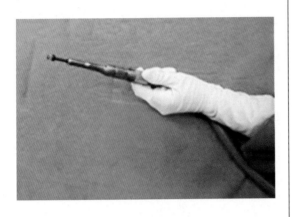

（1）将连接好的脚踏置于测试操作者脚下。

（2）手持附件朝上，勿对准人或物。

（3）测试者发声"开始测试"并持续踩下脚踏。

（4）附件发出清脆尖锐的"呜呜"声，表示附件通过测试。

注意：①使用气钻时应一脚踩到底。②运作时钻头才接触骨质。③钻头打磨或切割骨质时需要注水降温。④使用前确保气压保持在 80 ~ 120kPa。

（2）气动力系统的术中使用

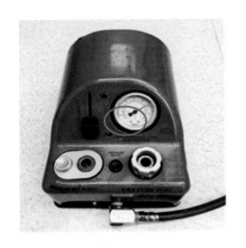

使用时常规选择脚踏模式。

注意：①如果马达在灭菌处理后温度过高，难以接触握持，应提供足够的"冷却期"。②如果马达或附件处泄漏润滑油，不得使用气钻系统。③如果钻头正在甩刀，不得使用气钻系统。④不得捏、扭曲、阻塞或踩踏马达软管。这可能会伤及患者、操作人员或手术室工作人员。

（3）术后拆卸

1）拆除马达与脚踏连接

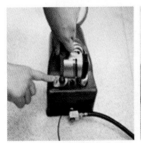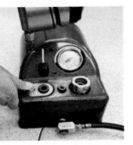

一手用力向下按压黄色阀门，马达端口自动从底部弹出，分离完成。

2）拆除附件

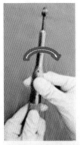
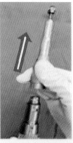

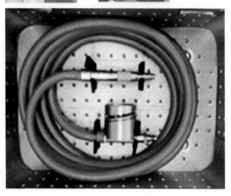

（1）从马达上解锁附件，将马达握持在手掌中，将附件旋转至马达壳上的"🔓"位置，同时向远端推动附件。

（2）取下附件。

（3）马达盘大圈，放入特定容器中。

注意：①为避免钻头造成人身伤害，使用拇指与食指小心、缓慢地将驱动附件从马达上取下，并离开钻头。②马达不得扭曲，应盘大圈放置。

第五节　移动式 C 形臂 X 线机

（一）移动式 C 形臂 X 线机用途

移动式 C 形臂用于骨科、外科、矫形外科、泌尿外科、脊柱外科、腹部外科、疼痛科、消化科、妇科及手术室术中的摄像、透视、造影。

（二）移动式 C 形臂 X 线机组成

移动式 C 形臂由 C 形臂机架、球管（图 7.5.1）、主机、影像显示器（图 7.5.2）组成。

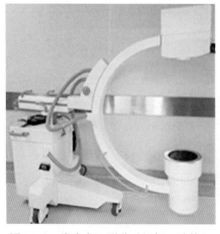

图 7.5.1　移动式 C 形臂（机架＋球管）

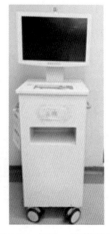

图 7.5.2　主机、影像显示器

（三）操作流程

1. 使用前准备

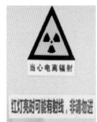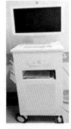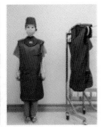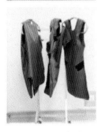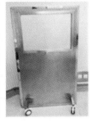

（1）将仪器推至设有 X 线防护的专用手术间的手术床旁，并在门口悬挂警示标志。

（2）显示器放在面对术者便于观察的位置。

（3）操作人员应做好自身防护。

（4）准备好防护铅衣、铅板防护用品。

2. 连接设备

（1）连接移动式 C 形臂和主机

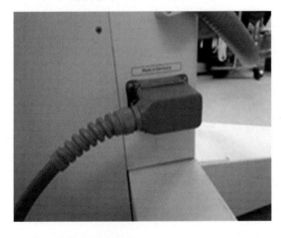

将电缆端口对准后水平推入，卡扣由下至上扣紧。

注意：①方向正确，对准才能用力推进。②移动机器时，保证线缆不紧绷。③严禁暴力或多次扭紧，否则会导致电缆线断裂。

（2）电源的连接

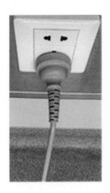

（1）能提供 220V 电源插座的墙上电源或接线板电源均可（机器内部有内置稳压器）。

（2）单独使用电源插座，防止干扰其他设备。

3. 使用步骤

（1）开机

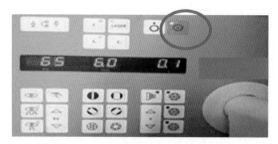

　　按绿色开机开关，指示灯变亮，机器进行自检，约 60 秒。

（2）输入患者信息

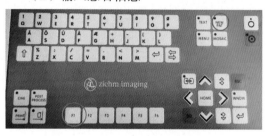

　　按"NEW PAT"键输入患者资料，并按"F1"保存。

（3）调节机器对准透视位置

1）调整 C 形臂机

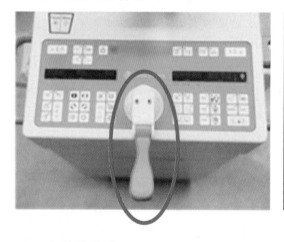

　　（1）向上提拉调整 C 形臂机前后或左右移动的手柄。

　　（2）左右改变手柄转变基座系统轮子的方向。

2）轨道移动

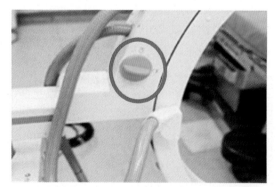

　　（1）使用轨道调节 C 形臂的前后位置。

　　（2）将手柄扭至"🔓"，调节至合适位置后将手柄扭至"🔒"锁定。

3）旋转角度

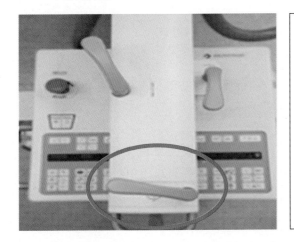

通过旋转角度控制手柄进行操作。

4）水平移动

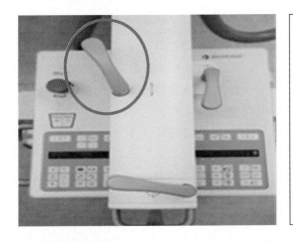

通过水平移动控制手柄进行操作。

5）摆动角度

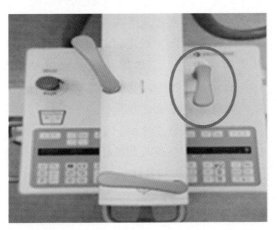

通过摆动角度控制手柄进行操作。

6）透视位置

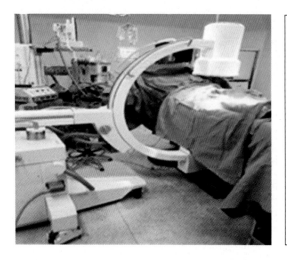

透视位置必须位于球管接受器及发出器中间。

注意：确定主机发生器和接收器呈垂直状态，接收器离床约 10cm。

（4）激发透视

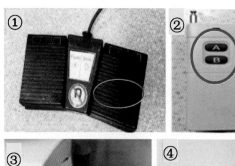

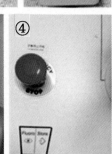

（1）脚踏开关（①）的左踏板可进行透视，脚踏右踏板可进行分屏模式的透视。

（2）手控遥控器（②）"A"为透视，"B"为保存图像。

（3）手控开关（③）长按 2 秒透视。

注意：①注意保护患者的胸腺、甲状腺、性腺。②操作人员使用专用防护服、防护用具，放电时室内人员远离球管 2m 以上；距离球管 0.19m 以内的工作人员必须穿戴防护用具，避免原发射线的照射。③严禁触碰红色紧急开关（④）。④手术床应选择可以让 X 线透过的专用手术床，以免影响操作。⑤确保拍摄位置准确。⑥移动设备时注意控制方向，防止与墙壁或其他设备碰撞使设备受损。⑦若机器开机听到声音报警，请按一下手控开关，一般错误会消除；若还有报警声，重启再试一次并报修，告知错误代码。

4. 保存图像

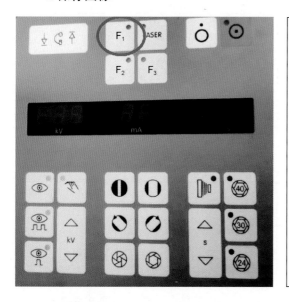

（1）脚踏开关右侧踏板进行分屏模式的透视，主机显示 A、B 并记忆或在 C 形臂机操作界面，按"Shift+F_1"保存。

（2）开机后长按保存键 4 秒钟，所有图像将自动保存。

5. 术后关机

（1）复位

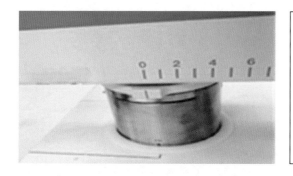

（1）撤出机器复位。

（2）C 形臂恢复到上、下、左、右为零的位置。

（3）前移键回拉至复位。

（2）锁定

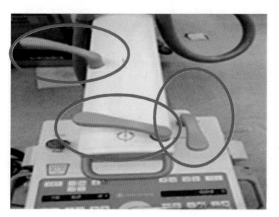

锁上图示的 3 个锁定开关。

（3）关机

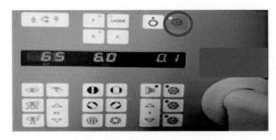

关闭电源键至指示灯熄灭。

（4）分离操作机与显示器电缆

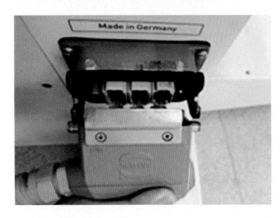

松开两端卡口，水平撤出电缆。

注意：电缆卡口松开后水平拔出。

（5）整理

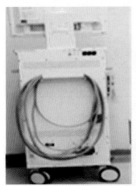
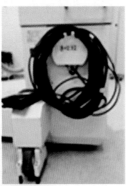
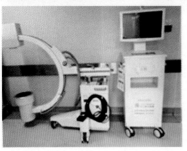

注意：①所有线缆不得扭曲。②注意保护高压电缆，避免过度扭曲或被利器划伤，造成漏电，危及人身安全。③做好清洁，防止灰尘引起X线管面放电，致使球管破裂。④清洁机器需用拧干的湿的柔软抹布，若用清洁剂，请选中性的，用无水乙醇清除污渍；清洁显示屏时只能用专用清洁剂。

第六节　超声回波多普勒成像设备

（一）超声回波多普勒成像设备用途

超声回波多普勒成像设备用于腹部、心脏、小器官、周围血管、骨骼肌肉、经颅及术中等超声探查。

（二）超声回波多普勒成像设备组成及刀头种类

1.超声回波多普勒成像设备组成　由主机、操作面板、处理器、显示器组成（图7.6.1）。

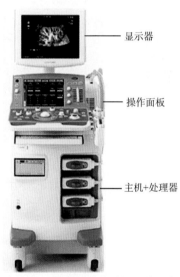

图7.6.1　超声回波多普勒成像设备

2.超声刀刀头种类及型号

（1）经鼻蝶探头（图7.6.2）：适用于小器官、小切口、外周血管（如经鼻蝶手术）。

（2）浅表探头（图7.6.3）：适用于小器官、小切口、外周血管（如脑室手术、颅后窝手术）。

（3）深部探头（图7.6.4）：适用于创面大和幕上幕下手术。

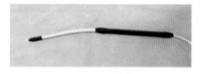

图7.6.2　经鼻蝶探头

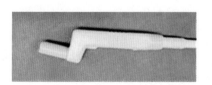

图7.6.3　浅表探头

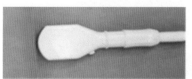

图7.6.4　深部探头

（三）操作流程

1. 正确连接

（1）连接探头

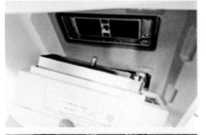

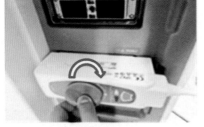

> （1）一手水平持探头端口对准中间圆柱对应入口点的凹槽，缓慢水平送入。
>
> （2）顺时针旋扭45°，由垂直变成水平，并有"咔"一声，伴有嵌入感，表示对合正确。
>
> 注意：①对准中间圆柱，方向、卡槽方向正确。②严禁暴力或在非对准中心点的情况下盲目插入，否则会导致尾端电缆线断裂。

（2）连接主机

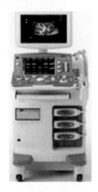

> 远离高频电刀至少1m，单独使用电源插座，防止干扰。

2. 使用步骤

（1）开机

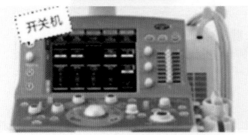

> 在操作面板上长按2秒按钮，蓝灯亮起表示开机。
>
> 注意：开机后主机自动检测，操作面板灯光会依次亮起，需等待机器自动检测完毕过程，大约10秒。

（2）选择探头

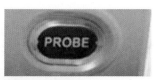

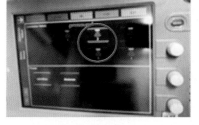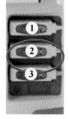

（1）屏幕显示画面，可手指触摸选择相对应的探头（1、2、3），并且触摸选择下方相对应条件，探头即可扫查。

（2）按下探头选择键"PROBE"进入操作面板。若使用接入端口2探头，则点击操作面板上的模块2。

注意：一次接入一个探头端口，机器可自动扫查。同时接入多个探头时，需要选择探头模式。

（3）涂抹耦合剂

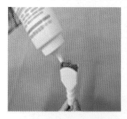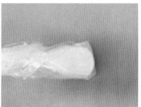

（1）非无菌探头：在探头处均匀涂抹耦合剂后装入无菌保护袋中。

（2）无菌探头：可不涂抹耦合剂，在探头与接触部位滴水即可。

（4）术后拆卸

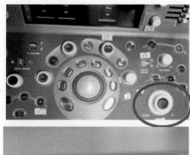

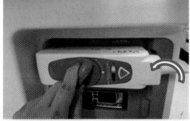

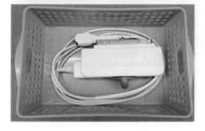

（1）先按冻结键，再关闭主机电源。

（2）拆卸探头（逆时针旋扭45°可从主机卸载探头）。

（3）线缆盘大圈，放入特定容器。

注意：①每次更换探头前需先按冻结键，以保护探头。②探头使用后，线缆不可打折扭曲，并放入保护框内避免探头的碰撞、损坏。③清洗时用清洁软布类或清洁纱布轻轻擦净探头上的耦合剂。④清洗时用清洁软布类或酒精纱布轻轻擦净探头上的耦合剂。

（周　萍　何巧芳　周庆祝　田　甜）

第八章　耳鼻咽喉－头颈外科专用设备

第一节　手术导航系统

（一）手术导航系统用途

手术导航系统为外科医生提供了一幅涵盖患者信息的"动态地图"，其采用电磁追踪技术，利用可追踪的器械对患者的解剖位置进行定位、导航。

（二）手术导航系统组成及常见类型

1. 手术导航系统组成　由主机（图 8.1.1）、可追踪器械（图 8.1.2）、患者追踪器（图 8.1.3）及电磁发生器（图 8.1.4）组成。

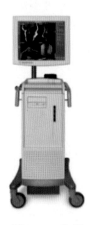

图 8.1.1　主机

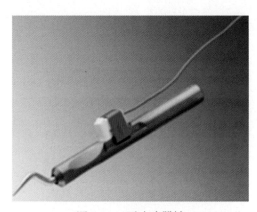

图 8.1.2　可追踪器械

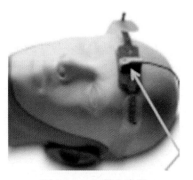

图 8.1.3　患者追踪器

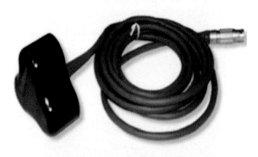

图 8.1.4　电磁发生器

2. 常见导航系统类型

（1）光学型（图 8.1.5）：双侧相机通过发射呈三角形的红外信号监测器械的移动；计算机收到信号后由系统显示器显示出精确的位置。

（2）电磁型（图 8.1.6）：电磁发射器在患者周围产生电磁场；手术器械上的微型传感器在磁场中可以获取位置信息；患者的追踪器向医生提供持续、精确的位置信息。

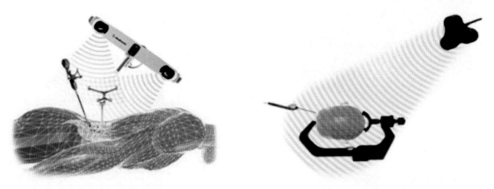

图 8.1.5　光学型导航系统　　　　　图 8.1.6　电磁型导航系统

3. 手术导航系统标准工具套件　　见图 8.1.7。

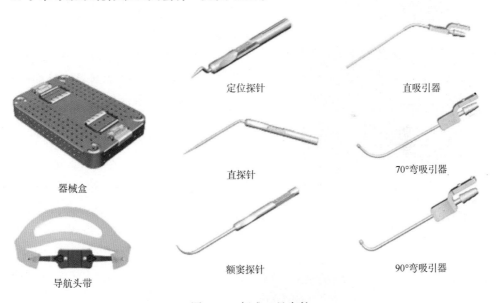

器械盒

定位探针

直吸引器

直探针

70°弯吸引器

导航头带

额窦探针

90°弯吸引器

图 8.1.7　标准工具套件

4. 手术导航系统适用范围　　鼻窦翻修手术；鼻窦进展性歪曲，术后或外伤引起的歪曲；大面积的鼻息肉；与前额窦、后筛窦和蝶窦相关的病例；颅底、眼眶、视神经和颈动脉附近的疾病；脑脊液鼻溢液或颅底缺陷的情况；良性和恶性鼻窦肿瘤。

（三）使用流程

1. 安装患者追踪器及可追踪器械

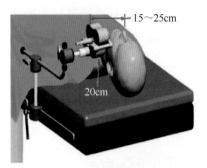

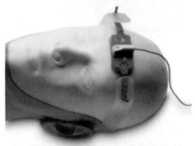

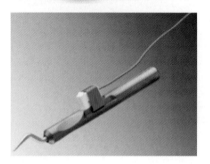

（1）将电磁发生器固定在手术床上，并根据主机反馈信息进行调整。

（2）将患者追踪器固定在患者头部。

（3）安装器械跟踪器，并对器械进行注册。

注意：①术前最好先铺单再粘贴患者追踪器，以免铺单导致追踪器移位。铺单时应露出额头和太阳穴，方便注册。②铺单时禁止使用金属（如剪刀、夹子等）固定铺巾，要保证注册前在磁场范围内没有任何金属物品，手术中除了内镜外也不要有任何金属物品。③注册器械时尽量保持工具尖端垂直接触注册孔底部。

2. 软件操作

（1）打开开关

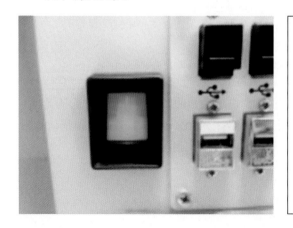

打开机器背后的开关。

（2）开机进入程序

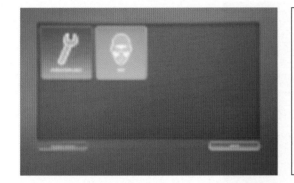

当屏幕上出现该图像时，表示开机已完成。双击人头图案，进入程序。

（3）术中主机操作

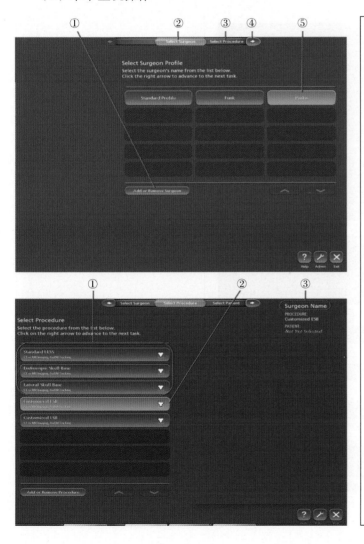

①增加或删除医生按钮
②当前步骤
③下一步骤
④进入下一步按钮
⑤选择医生档案

①标准手术选择
· 标准 FESS 手术
· 内镜颅底手术
· 侧颅底手术
②选择（个性化）手术
③所选的医生档案

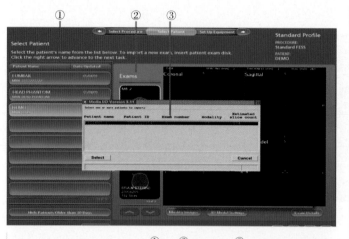

①载入的患者列表
②所选的患者信息资料
③进行数据导入

①修改图像菜单
②修改图像按钮
③激活资料预览

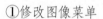

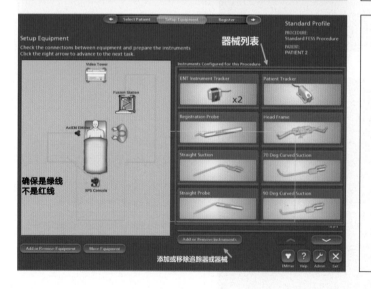

追踪的器械。

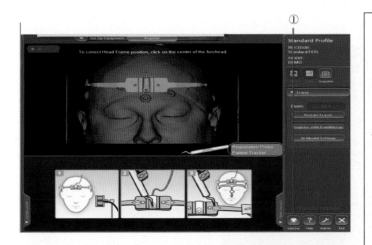

①电磁发射器按钮，可点击查看详情。

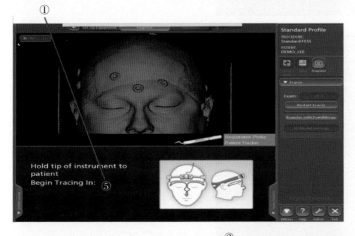

⑤追踪的器械①注册开始前的倒计时（秒）。

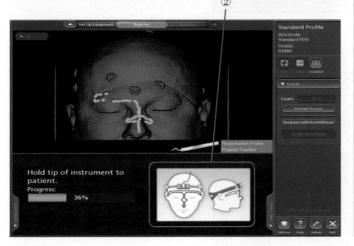

②推荐的注册路径。

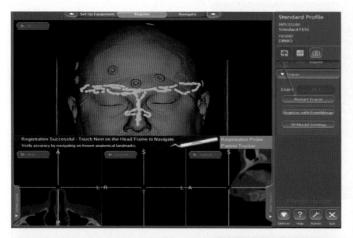

如果精度不够，只需按参考架上的"返回"键或点击"Restart Tracer"重新注册。

注册完成，在皮肤关键位置，如鼻尖等确认精度，满意后开始导航。

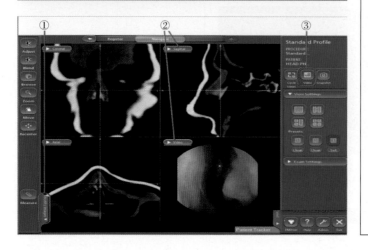

①修改图像标签
②图像选择按钮
③视频按钮

（4）屏幕截图

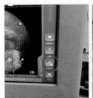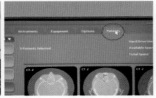

> （1）点击"Admin"。
> （2）点击"Patient"。
> （3）选中要导出的患者。

（5）导出到 CD、U 盘

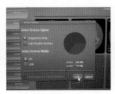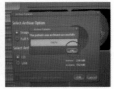

> （1）点击"Archive selected patients"。
> （2）选择"Snapshots Only"和"CD/USB"。
> （3）进度达到100%，点击"OK"，完成图像导出。

（6）关机

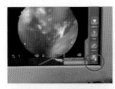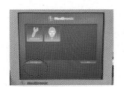
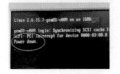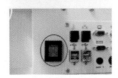

> （1）点击"Exit"。
> （2）待回到主界面，点击"Shut down"。
> （3）画面出现"Power down"。
> （4）关闭电源开关。

第二节　手术显微镜

（一）手术显微镜用途

手术显微镜用于重建和整形外科、神经外科、脊柱外科、耳鼻咽喉科等多学科范畴。

（二）手术显微镜组成

手术显微镜由手术显微镜部件（图8.2.1）及落地式支架（图8.2.2）组成。

1. 手术显微镜部件　平移部件、手术显微镜支架臂、包含电磁锁在内的平衡系统、手柄、显微镜体、电磁锁。

2. 目镜分类

（1）主镜（图8.2.3）：主刀使用。

（2）助手镜（图8.2.4）：第一助手使用，可根据助手站位装卸到主镜左侧或右侧。

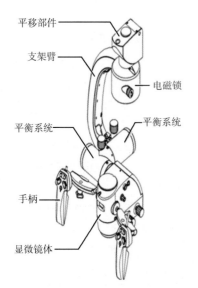

平移部件
支架臂
电磁锁
平衡系统
平衡系统
手柄
显微镜体

图 8.2.1 手术显微镜部件

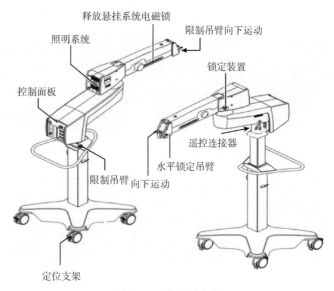

释放悬挂系统电磁锁
照明系统
限制吊臂向下运动
锁定装置
控制面板
遥控连接器
水平锁定吊臂
限制吊臂 向下运动
定位支架

图 8.2.2 落地式支架

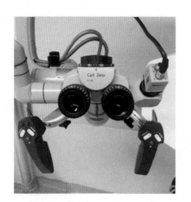

图 8.2.3 主镜

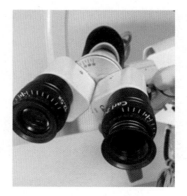

图 8.2.4 助手镜

（三）操作流程

1. 正确连接

（1）打开悬挂系统的电源开关，开启系统。

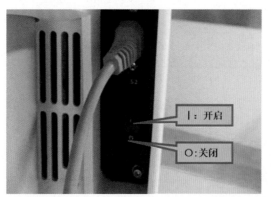

| ：开启

O：关闭

　　将开关拨至"｜"为开启状态，开关键绿灯亮起；拨至"○"为关闭状态，绿灯灭。

　　注意：使用完毕后必须将开关关闭（位于"○"处）。

（2）设定悬挂系统的手术区所需照明亮度。

（3）在手术区中摆放手术显微镜，至工作距离内的合适位置。

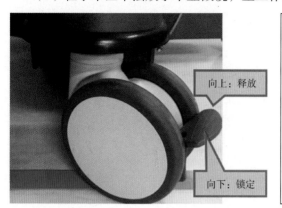

车轮刹车固定器向上为释放，可随意移动，向下为锁定状态。

注意：显微镜位置选定后务必锁定车轮，避免视野晃动及不慎导致显微镜损坏。

2. 使用步骤

（1）调节显微镜

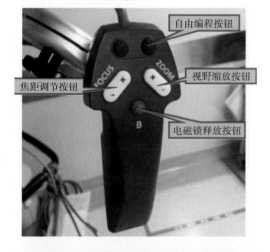

（1）按住电磁锁释放按钮，以释放悬挂臂，调节至适宜角度后可松开。

（2）将显微镜移动到工作位置，并根据物镜的焦距长度选择工作距离。

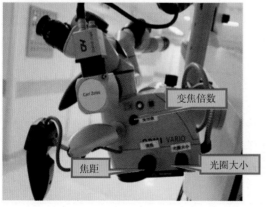

（3）选择最小变倍放大率，进行粗调焦时，通过目镜观测，并调低手术显微镜直至手术区变得清晰。

（2）调节瞳距

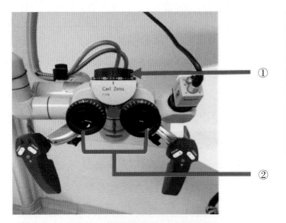

（1）主镜的调节

1）使用旋钮①调节主镜瞳距。

2）根据瞳距调节目镜之间的距离②，以保证两个目镜中的图像重合。

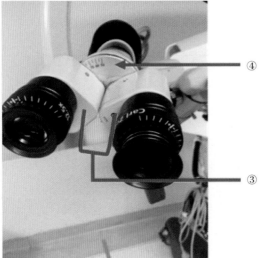

（2）助手镜的调节

1）根据瞳距双手扳动③，以调节目镜之间的距离。

2）④为瞳距刻度。

注意：调节时请勿暴力扭动。

（3）调节屈光度数

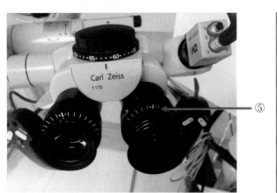

（1）调节屈光度设置环⑤至刻度"0"。

注意：①如近视的操作者佩戴眼镜施行手术，将屈光设置环⑤调节到刻度"0"后再开始调节。②如近视的操作者不佩戴眼镜施行手术，将屈光设置环⑤调节到刻度"+5"再逐渐调节。

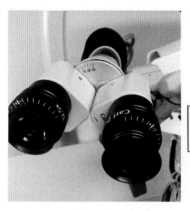

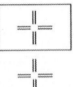

（2）带"十"字的目镜

1）精确调节屈光度直至"十"字线清晰为止。

2）再次对显微镜进行调焦，直至"十"字线和观察的物体同时清晰为止。

（3）不带"十"字的目镜

1）将装配好的目镜的双目筒从显微镜身上取下，并通过目镜观察远处的物体。

2）精确调节屈光度直到获得清晰的图像。

3）将双目镜筒和目镜重新安放到显微镜的镜体上并拧紧固定螺丝。

（4）调节目镜眼杯

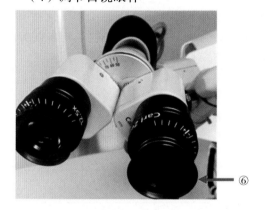

调节目镜的眼杯，使整个视野都能被看见。

注意：①戴眼镜者观察时：不必旋出眼杯⑥。②不戴眼镜者观察时：旋出眼杯⑥，并根据视场进行调节。

（5）悬挂臂调节

1）悬挂臂的平衡设置

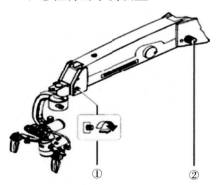

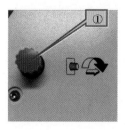

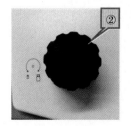

（1）将悬挂臂旋移动到其水平位置，并用一只手紧紧抓住。

（2）将悬挂臂上下轻轻移动，进行粗略的平衡设置。

（3）旋转调整螺丝②，直至确定弹簧力足以补偿手术显微镜及附件的重量。

（4）稳住悬挂臂，然后将锁钮①拉出。

注意：①该操作不需要特别用力即能进行。否则，使用调整螺丝（②）重新调整弹簧力。②在执行平衡设置程序期间，将显微镜上磁力制动器的一个释放开关按下。将悬挂臂交替上下移动约20cm。应按照这样的方式使用调整螺丝（②）调整弹簧力，即在上下两个方向上移动悬挂壁所需的力相同。

2）设置悬挂臂下行运动的界限

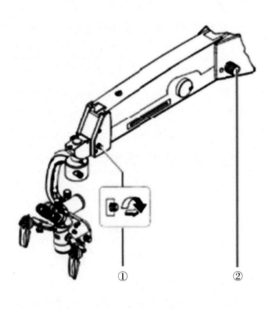

①　　　　②

（1）稍拧几圈调整螺丝①，使其松动。

（2）将手术显微镜上磁力制动器的一个释放开关撳下，然后将显微镜下降到手术区实现对焦，并且和手术区之间仍有充足的安全距离的位置（取决于物镜的对焦长度）。

（3）按顺时针方向尽可能地旋转调整螺丝①。

（4）再次将手术显微镜降低至其底部停止位置，并检查安全距离。

注意：①使用限制下行的调节螺丝设置与术野间的最小垂直距离（工作距离），手术前应对该设置加以检查。②锁钮用于将悬挂系统锁定于水平位置，在拆除或加装置前应将吊臂移动至水平位置。拔出锁钮并将其顺时针或逆时针旋转180°，上下轻微移动悬挂系统直至锁紧装置完全契合。若重量不足，锁紧时悬挂系统将不会突然向上弹起。加装装置后应对其进行调平操作。

（6）平衡手术显微镜

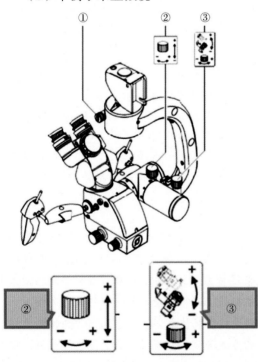

（1）使用旋钮①调节显微镜旋转的摩擦力。

（2）使用旋钮②调整弹簧力，即手术显微镜能够相对于其前—后倾斜轴实现平衡，并在要求目视方向保持静止。

（3）使用旋钮③调节侧面倾斜轴的摩擦力。

注意：使用旋钮调节时需严格按照图示方法调整。

（7）启动氙灯系统

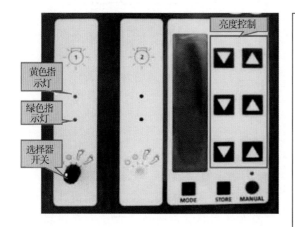

照明关闭。

照明开启。

可在脚控板的左侧开启/关闭照明。

可在脚控板的右侧开启/关闭照明。

旋动选择器开关，使白点对准照明开启键，即可开启灯泡，此时绿色指示灯亮，即可使用。

注意：①当氙灯发生故障或灯模块失效时，黄色指示灯亮起。激活并点亮备用灯后，该黄色指示灯再次熄灭。②如果使用氙灯源，则该部件不可用于眼外科，有可能造成患者眼睛严重受伤。③氙灯使用寿命为500小时，若使用中的氙灯已超过使用寿命，则可能发生爆裂。

（8）切换至备用灯模块

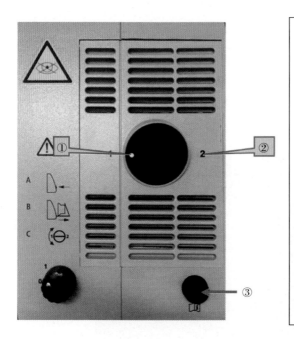

（1）按下按钮"3"，灯模块将轻微弹出，尽可能拉出灯模块。

（2）将旋钮①旋转180°至②处，将备用灯移至照明光路中。

（3）将灯模块推回灯罩中。

（4）当①的灯亮起时，表明备用灯正在使用中。

注意：①当第一个灯泡出现故障且正在使用备用灯时，应确保准备一个备用灯模块，作为防范措施。②在打开灯罩前，应确保该系统已移动至特定位置。在该位置处，患者和医护人员均不会因物体坠落而受伤。

（9）清洁与保养

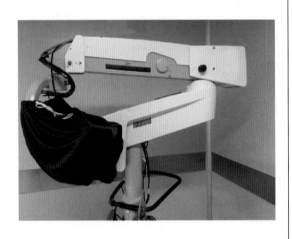

（1）光学部件在被使用后，应套好保护套防灰尘，不使用时要及时将光学部件和配件放置于防尘箱中。

（2）使用超细纤维清洁布及含表面活性剂和磷酸盐的弱碱性清洁剂清洁器械表面。

（3）为保护目镜光学件不受雾化，建议使用防雾剂。

注意：①光学部件只能用微潮的布而不能用湿布擦拭表面。②系统和附件应尽可能在使用后立即进行清理，避免污垢持续存放在物件上，导致清理工作变得困难。

第三节　鼻内镜系统

（一）鼻内镜用途

鼻内镜借助电子内镜的良好照明和配套的手术器械，在彻底清除病变的基础上，尽可能保留鼻腔及鼻窦的正常黏膜和结构，形成良好的通气和引流，促使鼻腔、鼻窦黏膜的形态和生理功能良好地恢复。

（二）鼻内镜系统组成及镜头型号

1. 鼻内镜系统组成　由内镜系统（监视器、摄像主机、冷光源）（图 8.3.1）、冷光源导光束（图 8.3.2）、摄像头（图 8.3.3）及镜头（图 8.3.4）等组成。

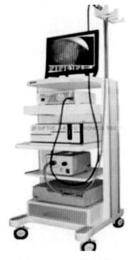

图 8.3.1　内镜系统

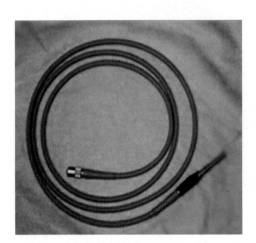

图 8.3.2　冷光源导光束

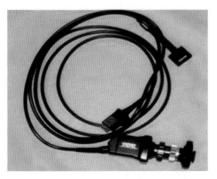

图 8.3.3　摄像头

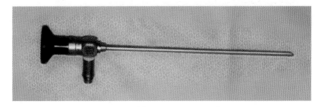

图 8.3.4　镜头

2. 鼻内镜镜头型号及用途

（1）0°：广泛适用于鼻内镜下各种手术。

（2）70°：适用于鼻内镜下腺样体切除术。

（三）操作流程

1. 正确连接和安装

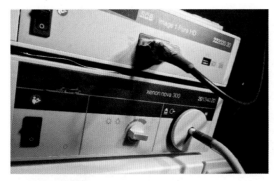

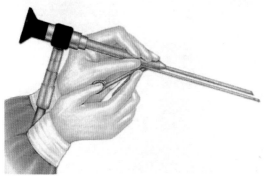

（1）连接摄像系统。

（2）连接冷光源。

（3）连接刨削系统。

（4）连接内镜冲洗吸引器。

注意：①因手术器械需与镜头同时在鼻腔内操作，术中应监督、提醒手术医生，预防手术器械尖锐部分、刨削刀等对镜头造成伤害。②术中及时擦拭镜头，保持清洁、无血迹。

2. 术后拆卸

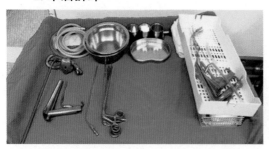

（1）术毕关闭腔镜系统各开关后，逐一移除连接电缆。

（2）环形盘绕冷光源光纤、摄像头，直径＞15cm，单独放于器械车空闲处。

（3）待腔镜系统冷却后，擦拭主机表面，去除灰尘及污物，并将其放于固定位置。

第四节　支撑喉镜系统

（一）支撑喉镜系统用途

喉镜是用于检查喉部病变的器械。支撑喉镜可以使检查者腾出双手来使用器械，便于进行喉内检查和手术操作，较一般直接喉镜便利。

（二）支撑喉镜系统组成

支撑喉镜由内镜系统（图8.4.1）、镜头（图8.4.2）、胸撑（图8.4.3）、喉镜（图8.4.4）组成。

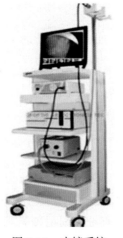

图 8.4.1　内镜系统

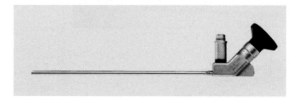

图 8.4.2　镜头

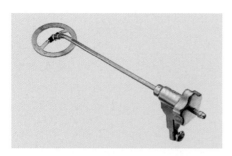

图 8.4.3　胸撑

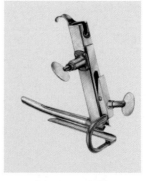

图 8.4.4　喉镜

（三）操作流程

1. 正确连接

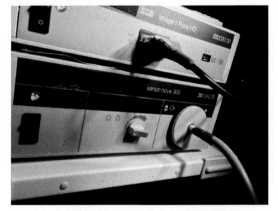

（1）连接摄像头、冷光源导光束到内镜系统上。

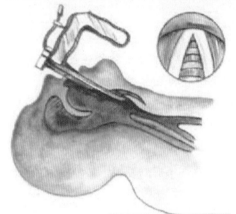

（2）喉镜经口腔插入，沿气管插管进入会厌，暴露声门。

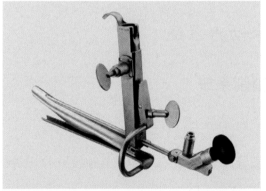

（3）置入镜头，观察术野暴露情况。

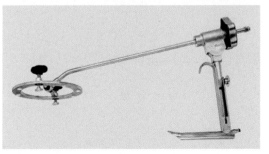

（4）调整好角度，将喉镜固定在胸撑上。

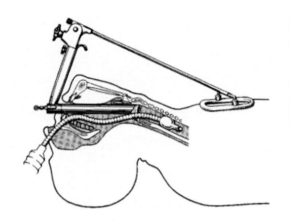

注意：①提前把固定支架安装在手术床上，安装好后检查固定架的高度，不能压迫患者身体，间隙以可顺利通过手掌较适宜。②手术开始前准备好支撑喉镜所需的无菌器械，并检查数量、结构和功能是否合格。

2. 术后拆卸

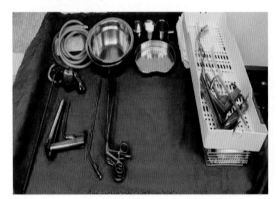

依次拆除支撑喉镜的各部件，分类妥善暂存，清点回收处理。

注意：①手术结束后，及时回收所有器械，并检查数量、结构和功能是否合格。②检查患者头面部和胸部皮肤是否受压。

第五节　手术动力系统

一、手术刨削系统

（一）手术刨削系统用途

耳鼻咽喉 – 头颈外科手术刨削系统用于一般耳鼻咽喉科、头颈部及耳神经手术中切除并取出软、硬组织或骨。

（二）手术刨削系统组成

1. 手术刨削系统　由主机（图 8.5.1）、脚踏开关（图 8.5.2）、手机与刨削刀头（图 8.5.3）组成。

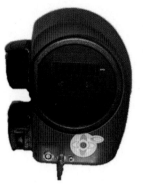
图 8.5.1　主机

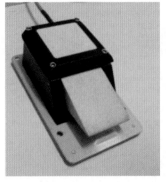
图 8.5.2　脚踏开关

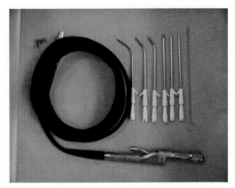
图 8.5.3　手机与刨削刀头

2. 主机　分为前控制台（图 8.5.4）及后控制台（图 8.5.5）。

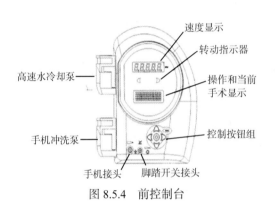
图 8.5.4　前控制台

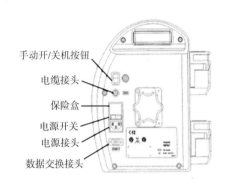
图 8.5.5　后控制台

3. 刨削刀种类

（1）银弹头刀头、锯齿形刀头、TRICUT 刀头（图 8.5.6）：适用于筛窦切除术。

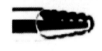　　
A　　　　　　B　　　　　　C
图 8.5.6　A. 银弹头刀头；B. 锯齿形刀头；C. TRICUT 刀头

（2）鼻甲刀头（图 8.5.7）：适用于黏膜下鼻甲切除术。

图 8.5.7　鼻甲刀头

（3）RAD*12 刀头、RAD*40 刀头（图 8.5.8）：适用于钩突切除和筛窦切除术。

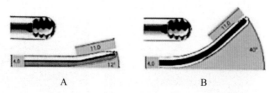

图 8.5.8 A. RAD*12 刀头；B. RAD*40 刀头

（4）RAD*60 刀头（图 8.5.9）：适用于额窦手术。

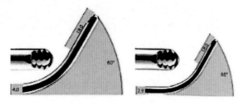

图 8.5.9 RAD*60 刀头

（5）RAD*120 刀头（图 8.5.10）：适用于上颌窦息肉手术。

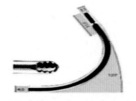

图 8.5.10 RAD*120 刀头

（6）高速钻头（图 8.5.11）：适用于内镜下泪骨切除术。

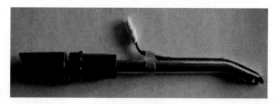

图 8.5.11 高速钻头

4. 脚踏开关种类

（1）多功能脚踏开关（图 8.5.12）：可用于选择手持部件的速度、转动模式和脚控开关的模式。

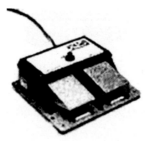

图 8.5.12 多功能脚踏开关

1）右踏板用于控制手持部件的速度及启动冲洗泵。

2）左踏板可改变手持部件的转动方向（振动、向前或向后）。

3）顶部按钮：踩下再松开该按钮，可改变脚控开关的模式（可变"起动/停止"功能）。

（2）单功能脚踏开关（图8.5.13）：只能在可变模式下运行。用于控制手持部件的速度。如果连接有冲洗泵，该踏板也可以启动冲洗泵。

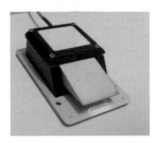

图8.5.13　单功能脚踏开关

（三）操作流程

1. 正确连接

（1）主机的连接

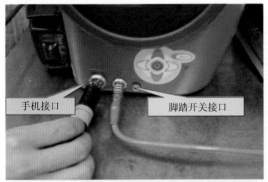

手机接口　　　脚踏开关接口

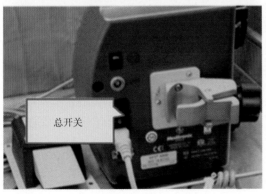

总开关

（1）连接脚踏开关至主机。

（2）连接手机至主机。

（3）连接电源插座，打开后面板总开关。

　　注意：①手机同主机上相应的接口连接，注意使各自接口上的红点相对齐。②插拔电缆接头时不要拉电缆线，要抓住金属接头。③使用前应操作系统组件，检查有无损坏，如果出现损坏情况，请勿使用。④请勿打湿控制器及脚踏开关，否则有可能导致损坏。

（2）安装冲水管

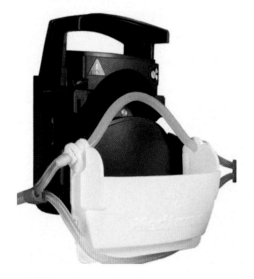

挂上生理盐水或者纯净水，与注水管一头连接。

注意：①冲水管接上后控制台即自动检测出水。②默认设置：窦部刀片为40%，窦部钻头／高速钻头为55%。③使用完毕，分离前请先关闭水管上的夹子。④当模式为高速耳钻时，务必保持有水灌入，防止对组织造成热损伤。

2. 安装刨刀头

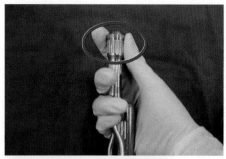

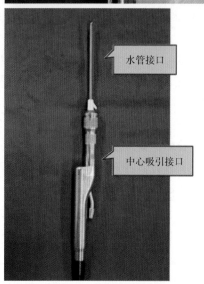

水管接口

中心吸引接口

（1）根据手术需要选择合适的刀片或钻头。

（2）用大拇指将锁定套圈向下拉，轻轻插入刀片或钻头，听到"咔嗒"声，确认刀片或钻头到位。

（3）将刀片或钻头末端的开口对准需要的位置。

（4）松开锁定套圈。

（5）拉动刀片或钻头保证将其固定，目测检查，保证内部刀片的末端与外部套管的末端连接。

注意：①使用前检查组件有无损坏。如果组件损坏，就不能进行操作。②手术间隙需吸水清洗刀头。

3. 调节模式

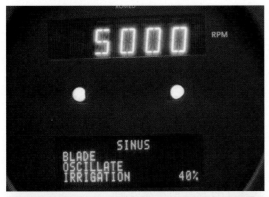

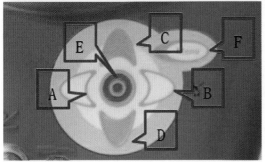

（1）连上手柄与刀头后，控制台显示默认设置。

1）接入切割手柄与 TRICUT 刀头，手术部位为窦部，则控制台显示为 5000 转 / 分钟。

2）接入高速钻手柄与高速钻头，手术部位为乳突部，则控制台显示为 60 000 转 / 分钟。

（2）主刀踩下脚踏板，即可使用设备。

（3）按需要调节按钮：A. 减小冲洗；B. 增大冲洗和引入；C. 增大速度；D. 减小速度；E. 改变方向，向前、向后或振动；F. 选择菜单模块。

4. 刨刀头的使用

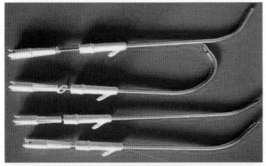

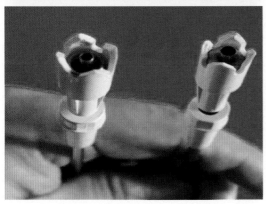

根据手术需要及时更换合适的刀片或钻头。

注意：①若刀头、钻头的密封圈掉落，则不可再使用，否则手柄会进水损坏。②每次用完后都要用刀头吸水清洗，以保证下次使用时刀头不易堵塞。③如果在操作时手持部件电子连接部位有湿气，则可能导致损坏。

5. 术后整理

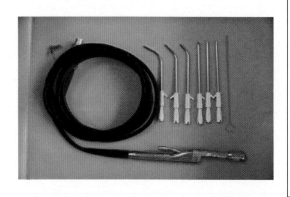

（1）关闭主机电源，拔出手机。

（2）分离刨刀头与手机。

注意：①手柄线需盘圈，切勿弯折。②每次使用前后仔细检查钻是否有过度磨损、碎片、偏离中心的情况或其他缺陷。不得使用钝的、损坏的或弯曲的钻头。使用钝型钻头可能降低手持部件的效果，并使该手持部件的温度升高。

6. 维护与保养

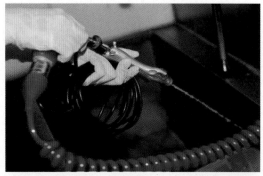

（1）使用高压水枪冲洗手柄及刀头钻头内部，并完全干燥。

（2）手机首选低温等离子消毒。

（3）使用柔和的碱性、低泡洗涤剂和蒸馏水进行清洗。

注意：①不得使用超声波清洁机清洗手持部件，严禁使用戊二醛冷浸泡法对手机消毒。②禁止用环氧乙烷消毒手柄。③弯刀头、钻头不能分离内芯清洗，鼻科刀头、钻头不能用高温高压消毒。④不得使用丙酮或异丙醇等有机溶剂清洗钻头。

二、手术用切割系统

（一）手术用切割系统用途

耳鼻咽喉－头颈外科手术用切割系统用于一般耳鼻咽喉科、头颈部及耳神经手术中切除并取出软、硬组织或骨。

（二）手术用切割系统组成

1. 手术用切割系统 由主机（图 8.5.14）、脚踏开关（图 8.5.15）、一次性连接管耗材（图 8.5.16）组成。

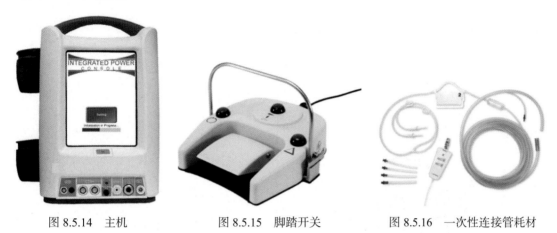

图 8.5.14 主机 　　　　 图 8.5.15 脚踏开关 　　　　 图 8.5.16 一次性连接管耗材

2. 电源控制台 分为前控制台（图 8.5.17）和后控制台（图 8.5.18）。

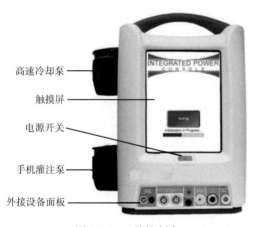

图 8.5.17 前控制台

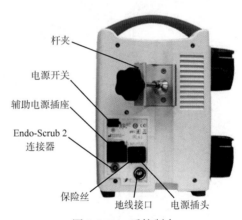

图 8.5.18 后控制台

3. 外接设备面板（图 8.5.19）

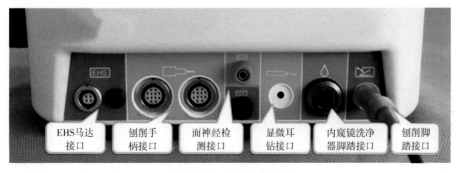

图 8.5.19 外接设备面板

（三）操作流程

1. 连接主机

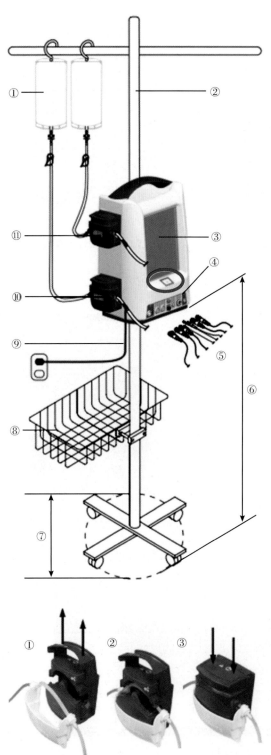

（1）使用电源线⑨将主机与墙上的电源相连。

（2）在输液杆②上挂上灌注液①，并通过一次性连接管耗材安装在主机上。

（3）开启电源开关，并等待自检完成。

（4）安装灌注泵：找到正确的泵，并提起锁扣，平整放入管道后再次压下锁扣锁紧。

注意：①泵上的数字必须与一次性连接管耗材上泵盒的数字相匹配（①/①或②/②）。②如果泵盒上没有泵的指示编号，请使用主机上泵的安装屏幕来安装泵盒。③确保泵腔压紧泵管。

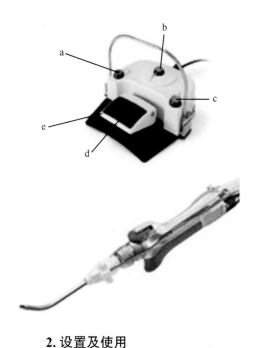

（5）安装脚踏开关。

注意：①必须按压每个按钮，并持续1秒，从而激活其功能。②脚踏开关按钮功能说明：a.模式选择开关，选择手机正转或反转。b.手机开关按钮，使手机选择有效。c.控制按钮，踏板功能，可调整为"开始/停止"或"调节速度"功能。d.防滑脚垫。e.脚踏开关，根据控制按钮选择模式，控制手机"开始/停止"或调节手机运转速度。

（6）手机的连接、安装、使用：同本节中的"一、耳鼻咽喉－头颈外科手术刨削系统"。

2. 设置及使用

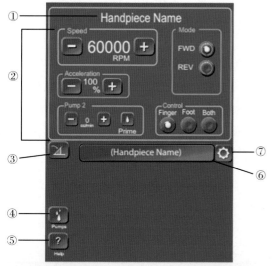

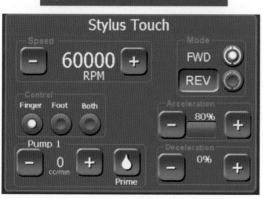

（1）触摸屏上①⑥处显示为接入手机的名字，确认是否连接手机。

（2）使用"Speed"处的"+""－"调节手机转速。

（3）使用"Control"选择手机控制方式。

（4）使用"Mode"选择手机转动方向。

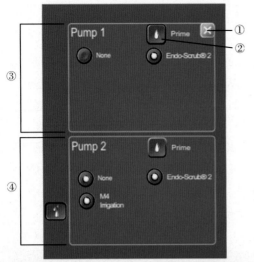

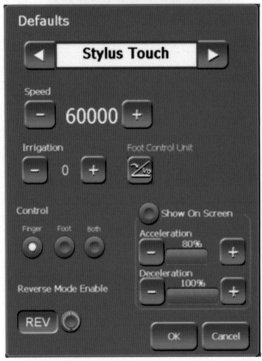

（5）灌注与冷却

1）将冲洗管路上的夹子调节至"OPEN"。

2）按触摸屏上泵的部位进入泵设置。

3）按②处，将管道内空气排出管道。

4）排完气后，按①退出该界面。

注意：①灌注功能用于设置过程中排出流出管套件空气。第一次开启泵1和（或）泵2足够长的时间，足以净化流出管路组的空气。②验证：①所有空气经由管路进行净化之前，泵一直运转。②在冲洗装置的头端处观察到少量的冲洗液流动。

（6）开始使用

1）SPEED（速度）显示屏上的字符由白色（设置转速）变为黄色（实际转速）。

2）术中根据手术情况及时调节速度、控制方式及手机转动方向。

3. 术后整理 同本节中的"一、耳鼻咽喉－头颈外科手术刨削系统"。

第六节 低温等离子射频消融系统

（一）低温等离子射频消融系统用途

低温等离子技术是在鼻内镜下，运用等离子低温消融系统瞬间对引起鼻炎的增生组织进行消融，可保持局部黏膜组织结构的安全性，并能有效减轻术后水肿与疼痛。

（二）低温等离子射频消融系统组成及刀头种类

1. 低温等离子射频消融系统组成　由主机（图 8.6.1）、脚踏开关（图 8.6.2）、磁控器（图 8.6.3）、等离子消融手柄（图 8.6.4）组成。

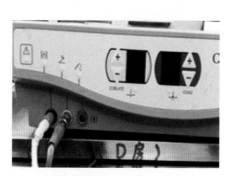

图 8.6.1　主机

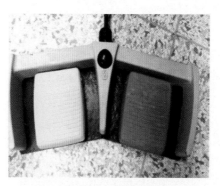

图 8.6.2　脚踏开关

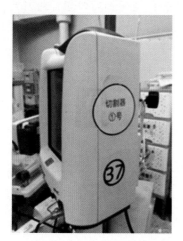

图 8.6.3　磁控器

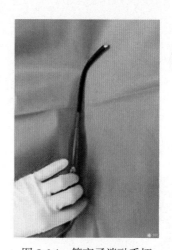

图 8.6.4　等离子消融手柄

2. 等离子刀刀头种类及型号

（1）PROCISE LW Wand 型等离子刀头（图 8.6.5）：适用于咽喉肿瘤切除术。

（2）EVAC 70Xtra HP 型等离子刀头（图 8.6.6）：适用于扁桃体、腺样体切除术。

（3）PROCISE LW Wand 型等离子刀头（图 8.6.7）：适用于咽喉肿瘤切除术。

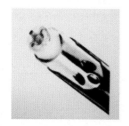

图 8.6.5　PROCISE LW Wand 型
等离子刀头

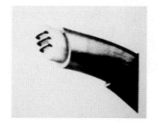

图 8.6.6　EVAC 70Xtra HP 型等
离子刀头

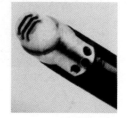

图 8.6.7　PROCISE LW Wand 型
等离子刀头

（三）操作流程

1. 接通电线及各部件连线

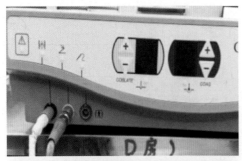

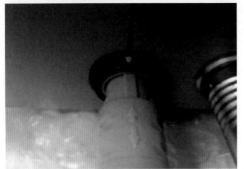

（1）脚踏连线、磁控器连线及刀头连线均需点对点直进直出，然后开启主机电源。

（2）打开开关，主机显示连接正常，呈待机状态。

注意：①插入接头前找到机器上的白色箭头和线缆上的凹槽，对应后再插入，防止损坏导针。②插入和拔出时均应握住前端接头，不能直接拉住线缆拔出。

2. 接通灌洗液

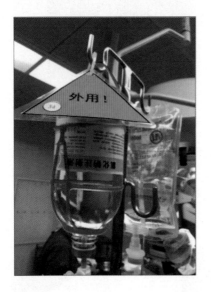

使用70系列刀头需要准备生理盐水，与等离子刀头进水管相接。

3. 设置磁控器

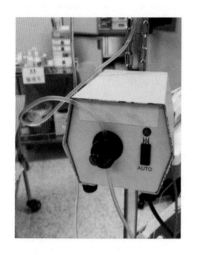

打开主机电源开关，将磁控器开关调至非"AUTO"状态，将刀头进水管嵌入磁控器水管卡槽。

注意：①排尽管道内的空气，使生理盐水充满管道。②嵌入水泵槽，调至自动状态。③生理盐水的滴速要调整至与切割止血同步，否则直接影响等离子的产生与功效。

4. 刀头的测试和使用

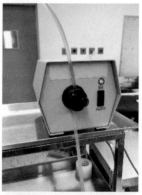

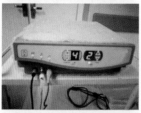

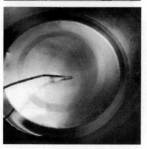

（1）将脚踩控板调到所需工作档位。

（2）将刀头浸入生理盐水中，分别踩住两个脚踏，看到主机上对应指示灯亮起，刀头在生理盐水中有光点和水泡，说明主机和刀头正常可用。

（3）取出后紧贴手术部位组织，根据需要踩工作键或止血键。

5. 拆卸流程

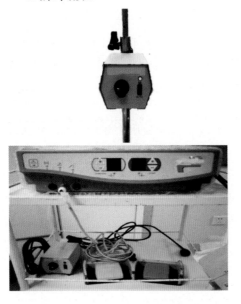

（1）拆卸磁控器：将磁控器开关调至非"AUTO"状态，拔除进水管。

（2）拆除各部件连接线。

（3）整理各导线。

注意：①严禁每次拔除脚踏开关连线及磁控器连线，避免多次损坏。②刀头连线必须直进直出，避免损坏内导针。

第七节　CO₂激光治疗设备

（一）CO₂激光平台用途

CO_2激光平台可非接触性、精准地切除软组织，创面小，无出血。

（二）CO₂激光平台组成

CO_2激光平台由主机（图8.7.1）、显微镜操作器（图8.7.2）、显微镜适配器（图8.7.3）、激光光纤（图8.7.4）、脚踏开关（图8.7.5）组成。

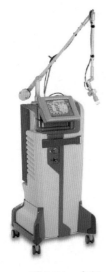

图8.7.1　主机

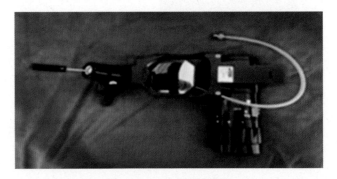

图8.7.2　显微镜操作器

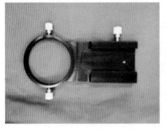 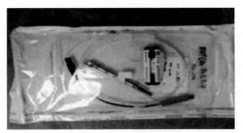 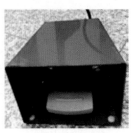

图 8.7.3　显微镜适配器　　　　　　　图 8.7.4　激光光纤　　　　　　　图 8.7.5　脚踏开关

（三）操作流程

1. 安装显微镜适配器

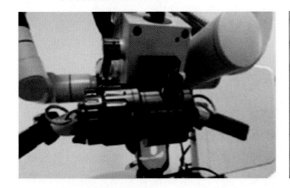

将显微镜操作器通过适配器与显微镜连接。

2. 连接显微镜

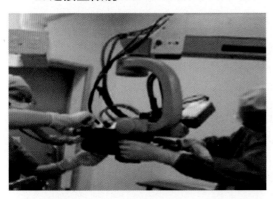

将关节臂由复位状态打开，连接关节臂与显微镜操作器，连接气流导管。

3. 开机

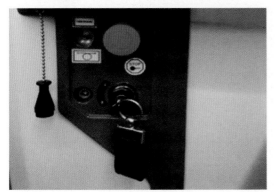

接通电源，将钥匙开关从"○"旋到"∣"，点击屏幕上的"OK"。

4. 术中使用

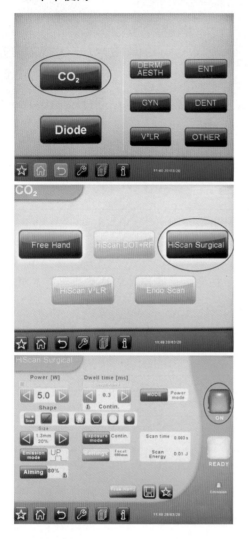

（1）进入界面，点击"CO_2"健，点击屏幕上的"HiScan Surgical"进入操作界面，调节参数。

（2）点击"ON"开启激光，点击"READY"，屏幕上方长条状灯亮表示可以使用。

注意：①激光对人体有害，应加强职业防护。操作人员应戴眼镜，病灶周围应用生理盐水纱布覆盖。②治疗过程中的烟雾应及时吸除。③患者应涂抹眼膏于结膜囊处，再用手术膜覆盖双眼。④医护人员应最大限度地遮盖裸露的皮肤。

5. 术后整理

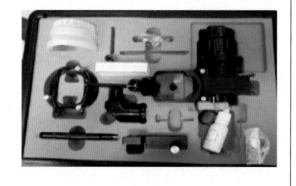

（1）将钥匙开关从"｜"旋到"〇"，关闭电源。

（2）拆下显微镜适配器。

（3）将关节臂回到复位状态。

（4）擦拭主机后归位放置。

注意：摄像系统、显微镜、CO_2激光及适配器属于贵重、高精密仪器设备，必须轻拿轻放。

（龚凤球　刘佩珍　廖淑芬　王　萍）

第九章 眼科专用设备

第一节 眼科冷冻治疗设备

（一）眼科冷冻治疗仪用途

冷冻治疗仪用于视网膜剥离、青光眼等手术。

（二）眼科冷冻治疗仪组成

冷冻治疗仪由主机（控制系统）、冷疗笔（制冷元件）、脚踏开关（控制部分）、气体调节阀（气源调节元件）等组成（图9.1.1）。

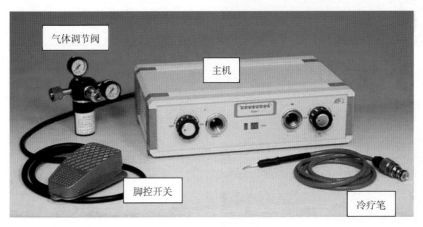

图 9.1.1 冷冻治疗仪

（三）操作流程

1. 开启气瓶

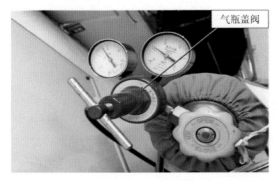

逆时针方向打开气瓶盖阀，检查减压阀上输入压力表指示，气体压力必须为5.3～6.5MPa。

2. 开启主机

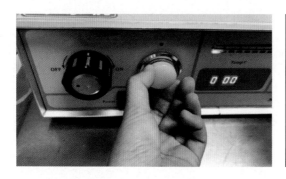

接通电源，打开电源开关，温度指示黄灯亮。

3. 连接各组件

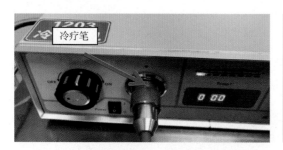

将消毒后的冷疗笔接插在插座体上并旋紧。

注意：需平行插入，防止损坏密封圈。

4. 调整气体流量

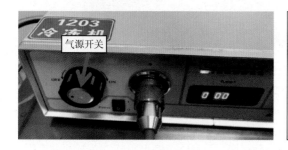

向右旋转面板上所使用通道的"气源开关"至最大。

5. 使用脚踏开关控制治疗

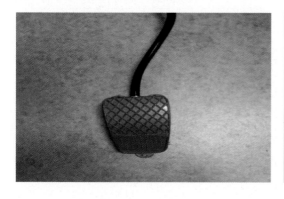

（1）踩下脚踏开关，仪器应处于正常制冷工作状态。

（2）松开脚踏开关，冷疗笔探头解冻。

（3）根据手术需要，使其连续、中断、重复冷凝和解冻。

6. 术后整理

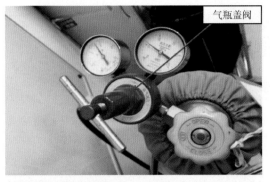

（1）手术结束后，应顺时针旋转气瓶盖阀，关闭气瓶。

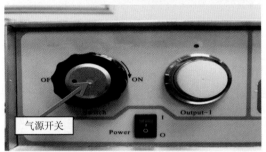

（2）反复旋动气源开关旋钮，直至机内气体排完，卸下冷疗笔。

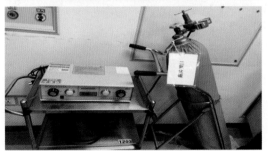

（3）关掉电源，拔下电源插头。
（4）填写使用登记表，整理清洁仪器。

（四）使用注意事项

（1）将减压阀接头旋紧在 CO_2 钢瓶接口上。
（2）冷疗笔管路中有高压气体通过，使用时不能随意改变探头形状或硬行弯曲软管。

第二节　眼科激光治疗设备

（一）眼科激光治疗设备用途

眼科激光治疗设备可封闭视网膜异常渗漏的血管，预防新生血管的产生。

（二）眼科激光治疗设备组成及探头种类、型号

1. 眼科激光治疗设备　由主机（图 9.2.1）、脚踏开关（图 9.2.2）及激光光纤（图 9.2.3）组成。

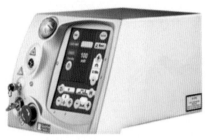

图 9.2.1　主机

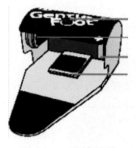

图 9.2.2　脚踏开关

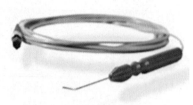

图 9.2.3　激光光纤

2. 眼科激光光纤探头种类及型号　直头探头（图 9.2.4）、弯头探头（图 9.2.5）、探针（图 9.2.6）型号分别为 20G、23G、25G。

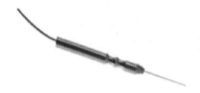

图 9.2.4　直头探头

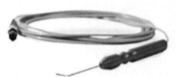

图 9.2.5　弯头探头

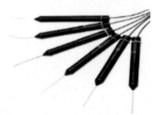

图 9.2.6　探针

（三）操作流程

1. 正确连接

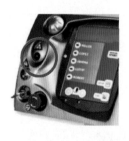

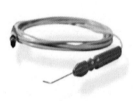

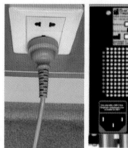

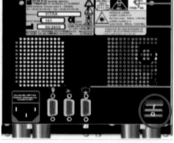

（1）安装激光光纤：一手拿激光光纤探头尾端，插入左图"红色圈"内接口，顺时针旋转，使光纤探头与接口连接好。

注意：连接好后轻轻往外拉光纤探头尾端，观察有无松动，确认连接良好。

（2）连接主机：接好电源线，开启电源开关。

注意：使用单独的电源插座，防止干扰。

2. 使用步骤

（1）测试激光探头

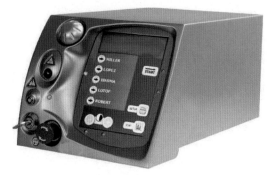

（1）开启电源开关。

（2）开启激光器：转动钥匙开关。

（3）按下触摸屏上显示的"QUICK START"键，快速进入程序。

（4）选择"ENDO"中眼科手术显微镜适配器终端。

（2）设置参数

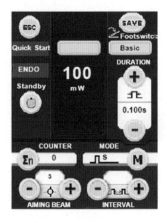

（1）功率设置：50～600mW。

（2）发射模式设置：重复模式。

（3）间隔时间设置：0.1秒、0.2秒、0.3秒、0.5秒和0.7秒。

（4）曝光时间设置：0.01～0.03秒。

（5）按下触摸屏上的"STANDBY/READY"按钮，由待机状态变为就绪状态，发射激光。

注意：机器暂时不用时调至"Standby"状态。

（3）设置参数

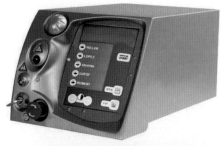

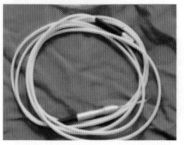

（1）设备使用完毕，按两次"ESC"键退出至初始界面。

（2）旋转钥匙关机，关闭机器背面的电源开关。

（3）分离激光光纤。

注意：①按正确顺序开关激光。②不要直视激光光源，保护光纤，勿折损、掉落。③拧下光纤时，光纤连接口一定要加上保护帽。④机器无人看管时必须关机。⑤关机后将钥匙保存好。

第三节　眼科超声乳化机手术设备

（一）超声乳化机手术设备用途

超声乳化机手术设备使用超声技术将白内障粉碎，并将其摘除。

（二）超声乳化机手术设备组成及手柄种类、针头型号

1. 超声乳化机手术设备　由主机（图9.3.1）、超乳手柄（图9.3.2）、脚踏开关（图9.3.3）及钥匙（图9.3.4）组成。

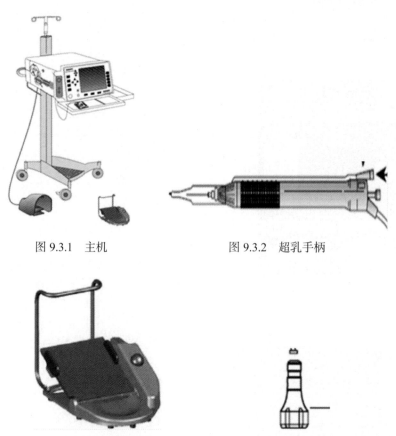

图 9.3.1　主机　　　　　　　　图 9.3.2　超乳手柄

图 9.3.3　脚踏开关　　　　　　图 9.3.4　钥匙

2. 超乳手柄种类及针头型号

（1）普通手柄（图9.3.5）：适用于普通白内障。

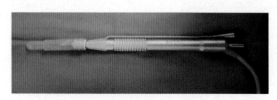

图 9.3.5　普通手柄

（2）ICE 手柄（图 9.3.6）：适用于硬核、角膜内皮少的白内障。

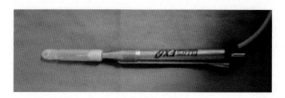

图 9.3.6　ICE 手柄

（3）超乳针头型号：分为直头（图 9.3.7）、弯头（图 9.3.8）及 45°头（图 9.3.9）。

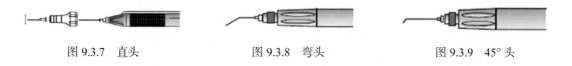

图 9.3.7　直头　　　　　　图 9.3.8　弯头　　　　　　图 9.3.9　45°头

（三）操作流程

1. 正确连接

（1）超乳手柄的安装

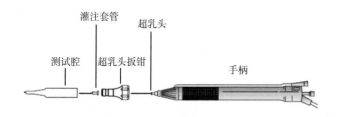

　　（1）一手垂直固定手柄，另一手垂直针头，使针头与手柄自然对接。

　　（2）顺时针旋转针头，直至有阻力为止。

　　（3）套入钥匙，用扭力顺时针拧紧，听到"嗒嗒"两声即可。

　　（4）套上灌注套、测试腔。

　　注意：①针头需拧紧，否则影响超乳能量输出。②测试腔套紧，以免测试时漏水，影响负压上升，导致测试失败。

（2）主机及灌注管路的连接

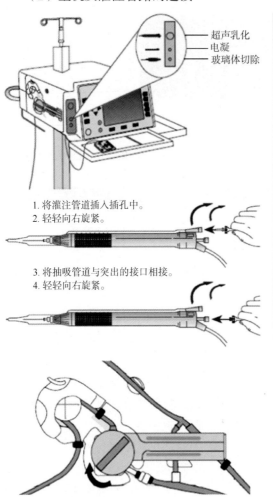

超声乳化
电凝
玻璃体切除

1. 将灌注管道插入插孔中。
2. 轻轻向右旋紧。

3. 将抽吸管道与突出的接口相接。
4. 轻轻向右旋紧。

（1）连接电源线。

（2）准备眼内灌注液：平衡盐溶液500ml + 肾上腺素 0.25mg。

（3）连接超乳手柄。

（4）连接灌注管路。

1）打开泵保护锁。

2）装上灌注管泵连接部分。

3）锁回泵保护锁。

4）灌注管注入口连接输血管口。

5）灌注管抽出口连接废液收集袋。

注意：①灌注管注入口保持无菌。②超乳手柄注吸口由手术医生在无菌操作台上连接。

2. 使用步骤

（1）超乳手柄测试

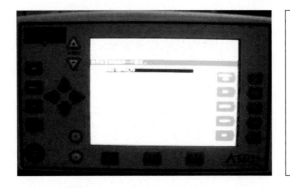

（1）选择程序：可根据医生习惯预设程序。

（2）按两次"循环灌注 / 调谐"按钮，机器自测时间约为 70 秒。

（2）术中使用

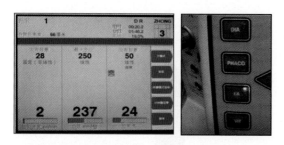

（1）根据手术需要调节灌注液高度、流速、负压、能量参数。

（2）根据手术进展转换 I/A（注/吸）模式。

注意：手术过程中应关注灌注液量，以免走空。

（3）术后整理

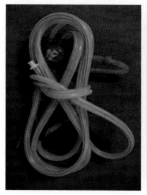
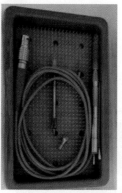

（1）按下结束按钮，关闭主机，归位。

（2）分离超乳手柄。

（3）分离灌注管路。

注意：①保护超乳手柄。②用测试腔套好超乳针头，以进行保护。

第四节　玻璃体切割系统

（一）玻璃体切割系统用途

玻璃体切割系统可用于清除混浊玻璃体、玻璃体积血，松解玻璃体牵引，分离视网膜前膜。

（二）玻璃体切割系统组成及手柄种类

1. 玻璃体切割系统　由主机（图9.4.1）、脚踏开关（图9.4.2）、遥控器（图9.4.3）及玻璃体切割手柄（图9.4.4）组成。

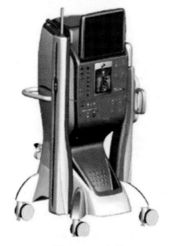

图 9.4.1　主机

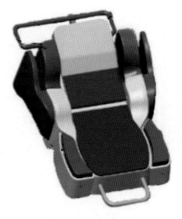

图 9.4.2　脚踏开关

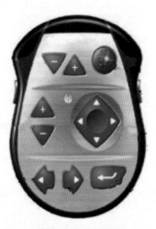

图 9.4.3 遥控器

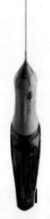

图 9.4.4 玻璃体切割手柄

2. 玻璃体切割手柄种类（图 9.4.5） 根据颜色不同，玻切头分三种：27G（紫色）、23G（橙色）、25G（蓝色）。

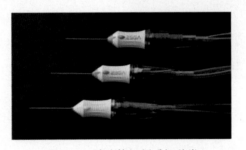

图 9.4.5 玻璃体切割手柄种类

（三）操作流程

1. 正确连接

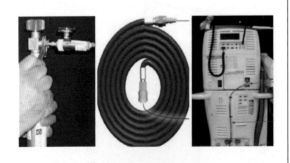

（1）确认气源：空气或氮气。

（2）将调节器连接到气瓶上，用扳手轻轻将调节器拧紧（或连接中心供气接口）。

（3）气道管路一端连接调节器，另一端连接主机接气口。

（4）打开氮气瓶，调节压力（90～120psi），通常在100psi左右（100psi=6.89MPa）。

注意：手术过程中一定要注意气体的量，如果氮气瓶里气体量低于2格，建议医生暂停手术进行换气，换完气体后再继续手术。

2. 术中使用

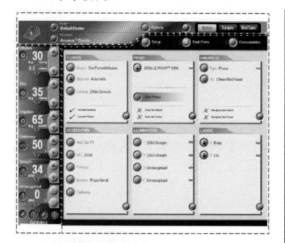

（1）开启主机电源（界面如左图）。

（2）选择医生：根据不同医生的使用习惯设置。

（3）选择程序：根据手术方式设置27G、23G、25G等。

（4）连接管道和集液盒：根据手术套包管道的颜色对应连接。

（5）设置手柄连接方式。

（6）连接正确后点击启动测试，测试通过后进入手术界面。

（7）根据手术需求调整相应的参数值：负压和切速。负压范围：0～650mmHg。通常推荐负压范围为150～500mmHg，切速设置为5000～2500cpm（cpm即次/分）。

（8）根据手术需要选择玻切或打硅油等相应的手术步骤。

注意：手术过程中只需要根据手术需求调节灌注压和气交压力。

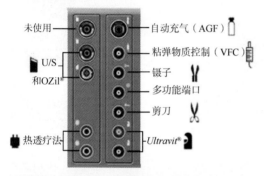

3. 术后整理

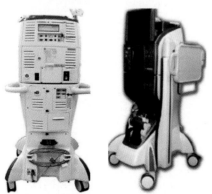

（1）手术结束后先取出集液盒。

（2）关闭气体，分离气道管路和各连接管。

（3）点击"选项"，弹出对话框后选择关机。

（4）拔掉电源线，盖上防尘罩，归位。

注意：关闭气源前一定要取出集液盒。

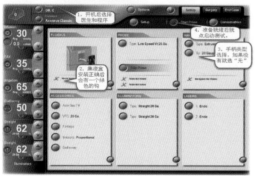

第五节　眼科用显微镜

（一）显微镜用途

显微镜可放大倍数和照明，改善物体可视性。

（二）显微镜组成

显微镜由主机、站立架、触摸面板（图9.5.1）、手柄（图9.5.2）、脚踏开关（图9.5.3）组成。

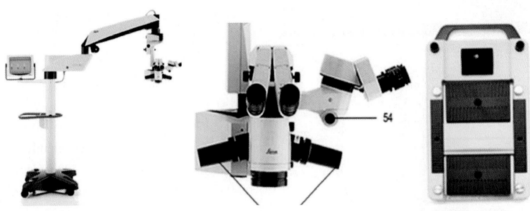

图 9.5.1　主机、站立架和触摸面板　　　　图 9.5.2　手柄　　　　图 9.5.3　脚踏开关

（三）操作流程

1. 正确连接

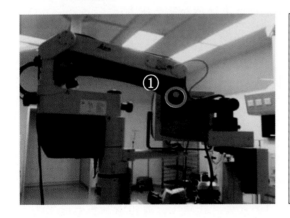

（1）连接电源线。
（2）脚踏开关放置在患者头部的左侧。
（3）松开4个旋臂固定旋钮。

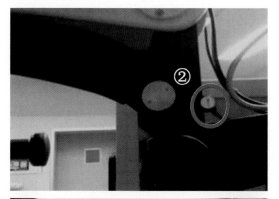

（4）旋臂解锁：平衡杆锁按钮②向上。

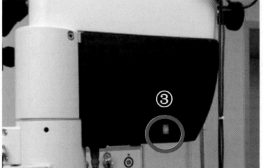

（5）打开显微镜电源开关③。

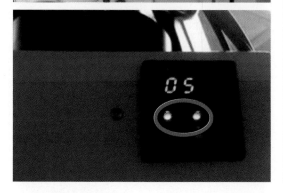

（6）检查显微镜复位灯，使其各项功能恢复到正常位置，显微镜处于备用状态。

1）亮：表示复位正常。

2）不亮：按下复位按钮。

2. 术中使用

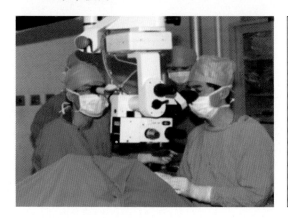

（1）将显微镜目镜摆故到患者术眼上方。

（2）套好无菌手柄。

（3）通过脚踏开关调节参数至术野暴露清晰。

3. 术后整理

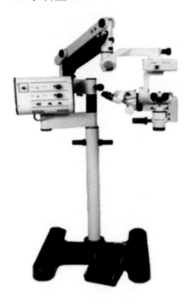

（1）按下显微镜复位按钮，指示灯亮：表示已正常复位。

（2）关掉电源开关，分离电源线，收好脚踏开关，放置专用位置。

（3）回收旋臂，拧紧 4 个旋臂固定旋钮，旋臂上锁。平衡杆向下拉，听到"咔嚓"声表示已锁好。

注意：显微镜归位，保护目镜，避免硬物碰撞。

（侯利环　肖　明　黄婉芸）

第十章　心胸外科专用设备

第一节　磁导航系统

（一）磁导航系统用途

磁导航系统可引导定位导管到达肺外周区域，建立直达目标病灶的工作通道，进行活检、定位或治疗。

（二）磁导航系统组成

磁导航系统由主机（图 10.1.1）、定位感应器（图 10.1.2）、电磁定位板（图 10.1.3）及脚踏开关（图 10.1.4）组成。

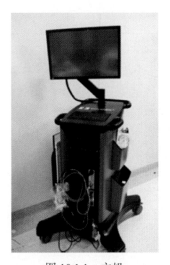

图 10.1.1　主机

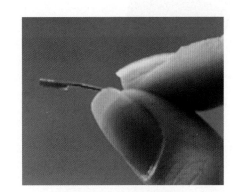

图 10.1.2　定位感应器

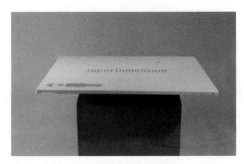

图 10.1.3　电磁定位板

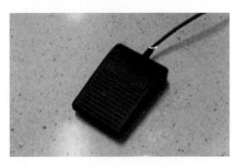

图 10.1.4　脚踏开关

（三）操作流程

1. 连接导线

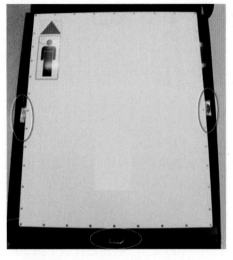

（1）电磁定位板与内镜连接。

（2）根据指示连接机器前面的板线。

（3）安装电磁定位板。

注意：①根据电磁定位板上的人形标识方向放入。头侧方向与手术床头方向一致。②注意红线所指的标记，定位感应器对准所有标记即可。

2. 根据医生需求进入指定的程序

3. 关机

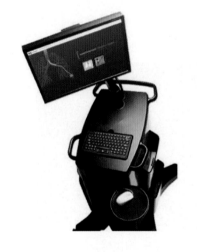

（1）退出所有程序，根据要求放置所有连接线。

（2）点击主屏幕"EXIT"，选择"Shutdown"，机器和系统会自动关闭。

（3）关闭机器背后总开关，归位电源线。

第二节　胸腔镜/纵隔镜系统

（一）胸腔镜系统用途

胸腔镜是使用现代电视摄像技术和高科技手术器械装备，在胸壁套管或微小切口下完成胸内复杂手术的微创胸外科新技术。

（二）胸腔镜系统组成

1. 胸腔镜系统　由医用内镜系统（图 10.2.1）组成。

2. 纵隔镜系统　由医用内镜系统（图 10.2.1）及纵隔镜手柄（图 10.2.2）组成。

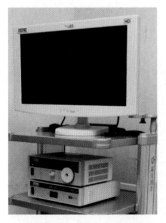

图 10.2.1　医用内镜系统

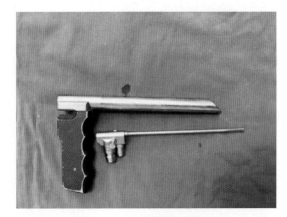

图 10.2.2　纵隔镜手柄

（三）操作流程

1. 胸腔镜操作流程　同第四章第九节。

2. 纵隔镜操作流程

（1）后纵隔镜：同第四章第九节。

（2）前纵隔镜

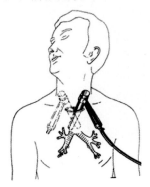

（1）将镜头插入纵隔镜手柄。
（2）余同第四章第九节。

第三节　冷冻手术设备

（一）冷冻手术设备用途

常规开胸手术后，关胸前选择切口上下及切口所在肋间分别将肋间神经在肋骨小头水平游离出来，进行冷冻处理。冷冻手术设备可阻断神经的传导通路，达到术后止痛的目的。

（二）冷冻手术设备组成

冷冻手术设备由主机（图 10.3.1）、冷冻消融针（图 10.3.2）、手柄（图 10.3.3）、二氧化碳气瓶（图 10.3.4）及脚踏开关（10.3.5）组成。

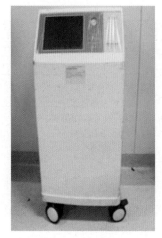

图 10.3.1　主机

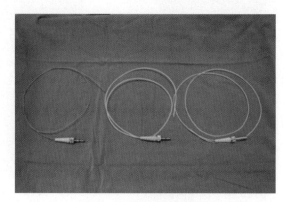

图 10.3.2　冷冻消融针

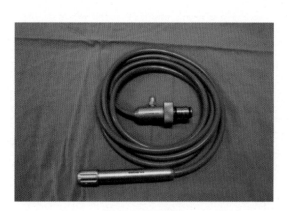

图 10.3.3　手柄

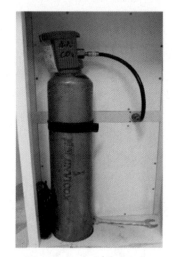

图 10.3.4　二氧化碳气瓶

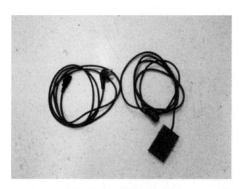

图 10.3.5　脚踏开关

（三）操作流程

1. 安装电源线，脚踏开关

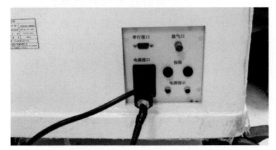

依次安装电源线及脚踏开关。

2. 连接气瓶

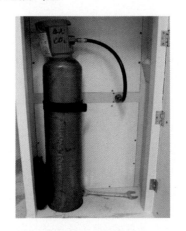

（1）连接螺母：顺时针旋紧，逆时针松卸。

（2）安装完成后逆时针打开气瓶，观察是否漏气。

3. 连接手柄及冷冻消融针

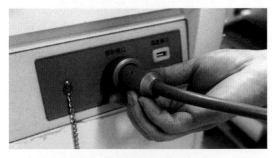

（1）手柄一端按端口指示与主机连接。

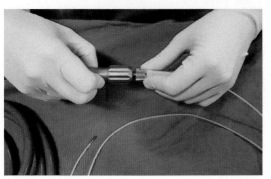

（2）手柄另一端与冷冻消融针连接。

注意：①插入探针后一定要顺时针拧紧连接螺母。如果温度接口为航空插头，连接时应将月牙状接口对准。②轻轻插入，不可用力旋转；如果温度接口为 USB 形式，需注意凹凸槽位置。

4. 开启气瓶后按控制面板电源开启键

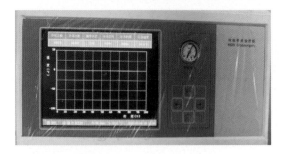

注意：①设备有延时上电保护，因此连接完电源线30秒后再按控制面板电源开启键。②机器进入自检，自检结果正常后，停留3秒后自动进入冷冻操作界面，之后可使用脚踏开关进行冷冻操作。

5. 手术结束

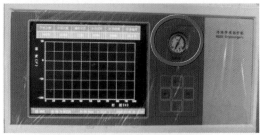

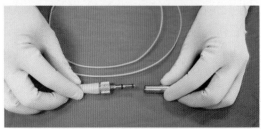

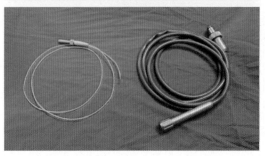

（1）踩下脚踏开关，排尽手柄及气瓶连接管内的余气，观察压力表直至指针归零。

（2）分离手柄及冷冻消融针，装上冷冻消融针防尘帽。

（3）盖上设备上的所有接口防尘帽，将脚踏开关机电源线收好。

注意：①关机前查看屏幕提示，是否需要更换气瓶，以免影响下次使用。②手柄及冷冻消融针盘成盘状消毒，切勿对折，防止折断内部导管。

（四）使用注意事项

（1）设备使用中应避免中途断电或强行关机，以免击穿CPU造成设备无法开启。

（2）气体受环境影响较大，因此新更换的气体应在18～26℃的环境中放置5小时以上。

（3）手术中不能拔出冷冻探针组件、电源线及脚踏开关，如需拔出，必须在正常关机后进行。

（4）冷冻手术过程中切忌同时使用电刀，否则将会击穿温度传感系统。如需使用，应待冷冻操作结束后再使用电刀。

（5）探针内部管路有高压气体通过，使用时请勿随意改变原来的设计标准及形状。

第四节　心肺转流用泵

（一）心肺转流用泵用途

心肺转流用泵可将人体静脉血引至体外运行，并人工氧合成动脉血，再依靠血泵将氧合动脉血送回体内，以维持心脏外科手术期间各器官和组织正常灌注的动力输注。

（二）心肺转流用泵组成

1. 心肺转流用泵　由主机（图 10.4.1）、膜式氧合器（图 10.4.2）及灌注泵组成。

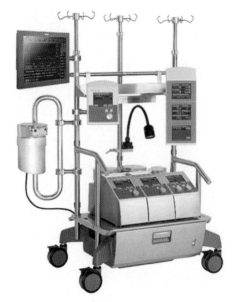

图 10.4.1　主机

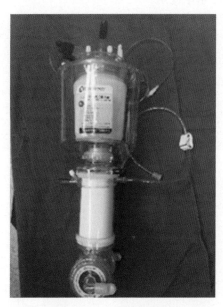

图 10.4.2　膜式氧合器

2. 灌注泵　由动脉泵、吸引泵、排空泵及心肌保护液灌注泵（图 10.4.3）组成。

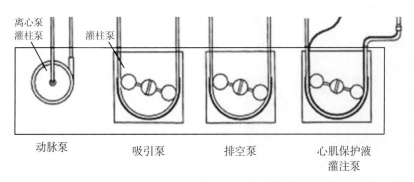

图 10.4.3　灌注泵

（三）操作流程

1. 正确连接管道

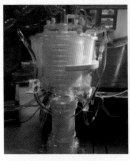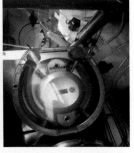

安装人工膜式氧合器并连接各管道。

2. 术中使用

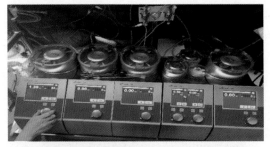

开机使用，观察是否工作及血流流速。

所有的报警和警告都可以显示在中心控制面板上，中文显示全文本信息和警告，一键式消音，清除和忽略报警，具有不同的报警和警告音调。

3 种颜色管理（绿色：正常；黄色：警告；红色：警报）。

正常　　警告　　警报

注意：时刻关注各种参数是否正常，及时进行调整。

第五节　循环交换水箱

（一）循环交换水箱用途

循环交换水箱可利用水循环间接地对患者进行保温、降温、热疗。

（二）循环交换水箱组成

循环交换水箱由主机（图10.5.1）、水管（图10.5.2）及变温水毯（图10.5.3）组成。

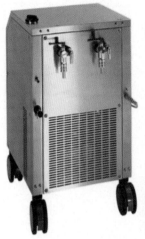 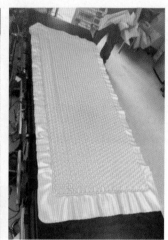

图10.5.1　主机　　　　　　图10.5.2　水管　　　　　　图10.5.3　变温水毯

（三）操作流程

1. 连接电源，打开开关

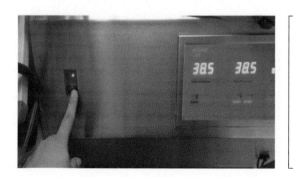

打开电源开关，开启后指示灯亮起。

2. 检查水位

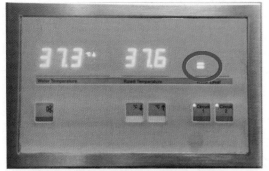

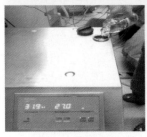 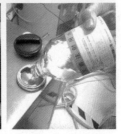

（1）检查水箱水位，控制面板处水位条形三格为满格，使用时水位至少显示两格以上。

（2）如果只显示一格，表示水位不足，需要逆时针拧开储水盖，倒入灭菌注射用水，至水位线显示三格为止。

3. 管道连接

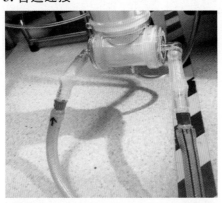

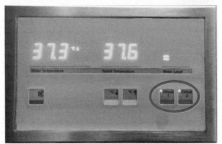

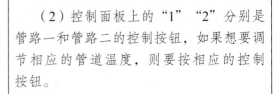

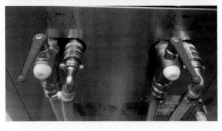

（1）该水箱有两路水循环，可同时对变温水毯和人工膜肺进行温度控制。

（2）控制面板上的"1""2"分别是管路一和管路二的控制按钮，如果想要调节相应的管道温度，则要按相应的控制按钮。

4. 调节温度

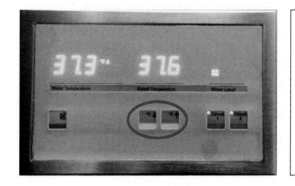

按"↑""↓"调节温度，左侧数据为实际水温，右侧数据为设定温度，温度最高可调至40.5℃，最低可调至2℃。

第六节　心脏停搏液灌注器

（一）心脏停搏液灌注器用途

心脏停搏液灌注器可起到机械辅助支持心和（或）肺的作用。

（二）心脏停搏液灌注器组成

心脏停搏液灌注器由主机（图10.6.1）、膜肺套包（图10.6.2）、空氧混合器（图10.6.3）、变温水箱（图10.6.4）及一次性管道耗材（图10.6.5）组成。

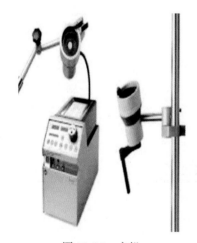
图10.6.1　主机

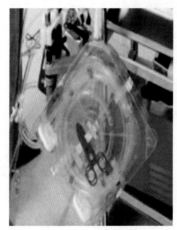
图10.6.2　膜肺套包

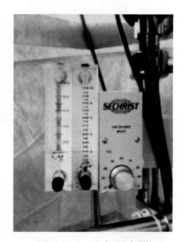
图10.6.3　空氧混合器

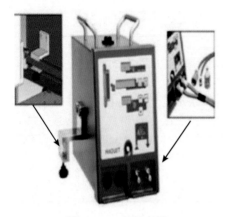

图 10.6.4　变温水箱

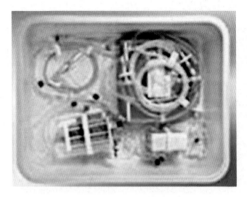

图 10.6.5　一次性管道耗材

（三）操作流程

1. 开机自检

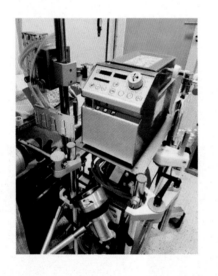

　　检查电源（交流电、蓄电池）连接，根据患者基本情况设置报警参数（流量报警、转速报警），检查手摇泵情况，检查水箱情况（水位、正常工作指示灯），正确连接气源。

2. 正确连接与预充

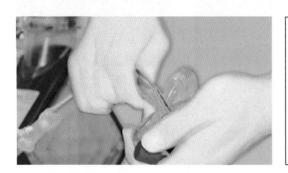

　　（1）连接静脉管路与泵头（此为套包唯一需要连接处，强烈建议在此处上锁带）。

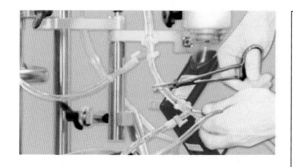

（2）连接预冲液体（勃脉力 A 或乳酸林格液）至管路,并在两个三通之间上钳子。

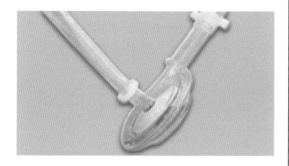

（3）靠重力预冲满离心泵头。

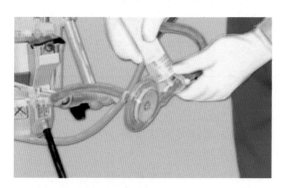

（4）将耦合剂涂在离心泵流出口左右两侧。

（5）按方向将泵头放在离心泵上,泵面朝上,按下锁止开关。

注意：①离心泵两侧必须完全被超声导电糊覆盖。②锁止开关关闭时必须听到"咔"的一声。

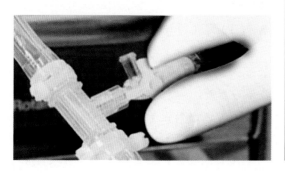

（6）将远离离心泵的三通打开通气。

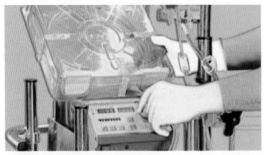

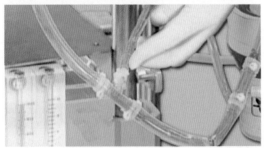

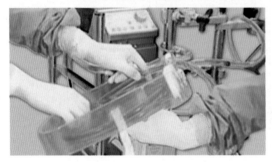

（7）开泵转流预冲，当预冲液达到三通位置时，打转三通方向使预冲液回到预冲液袋中。

（8）打开所有管路进行排气。将膜肺黄色帽子拧开排气后重新盖回。

（9）根据患者自身情况，遵医嘱既定是否预冲红细胞或白蛋白。预冲方法与之前相同。

注意：使用容积较小的预冲液时，要警惕预冲管路进气，及时更换预冲液。

（10）确认预冲排气做好后，将台上包开启交给台上无菌操作人员备用。

3. 心脏停搏液灌注器工作运转

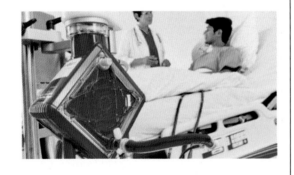

（1）灌注师确认管路排气充分无误。连接气源和水箱。

（2）心脏停搏液灌注器自运行情况确认良好。

（3）灌注师与外科医生确认后，停机。

（4）手术台上与台下同时钳闭动静脉管道，分离心肺转流泵，泵水接心脏停搏液灌注器管。

（5）台上松钳子后，灌注师需将心肺转流泵转速调到1500转再松钳。

（6）将流量调至目标值。开启气源供气，按要求调节水箱温度。

4. 心脏停搏液灌注器撤离 评估患者情况，若患者达到撤机指征，逐步减低辅助流量。钳夹管道停机。拆除管道。

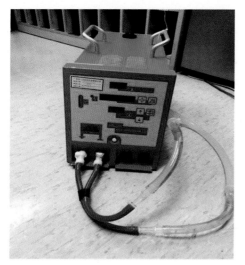

图 10.7.1　心肺转流系统用热交换水箱

第七节　心肺转流系统用热交换水箱

（一）心肺转流系统用热交换水箱用途

心肺转流系统用热交换水箱是为体外循环血液热交换系统中的热交换器提供加温水、降温水和原水的驱动装置，供医疗单位施行体外循环时调节温度。

（二）心肺转流系统用热交换水箱组成

心肺转流系统用热交换水箱由主机及水管（图 10.7.1）组成。

（三）操作流程

1. 开机自检

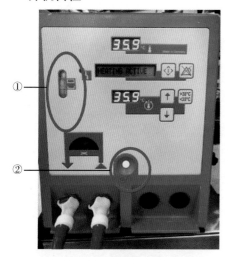

（1）水平放置变温水箱，在①处检查水箱水位，确保电源安全连接。

（2）按下电源开关②，启动主机，机器进入自检功能。

注意：开机时如果温度设置高于38℃或低于35℃，则会报警，按下调温辅助键（ >38℃ <35℃ ）关闭报警，才可以开始初始运行。

2. 正确连接

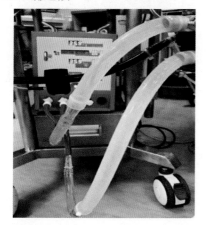

自检通过后，戴手套操作，钳夹水管两端，断开接头，将水管连接止膜肺变温器接口处。

注意：根据膜肺变温器接口的大小，选择相应的水管。

3. 设置温度

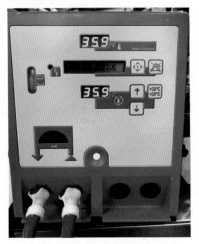

（1）用调温键调节温度至设定温度。

（2）拆除水管时需要把接头拔下，所以拆除后要重新连接接头。关闭水箱电源后清洁变温水箱表面。

注意：如果设定温度大于38℃则要同时按 ↑ 和 >38℃<35℃ 才能调节；设定温度小于35℃则要同时按 ↓ 和 >38℃<35℃ 才能调节。

第八节 体外循环连续血气监测系统

（一）体外循环连续血气监测系统用途

体外循环连续血气监测系统用于连续监测动脉和（或）静脉血气参数，包括pH、二氧化碳分压、氧分压、温度、氧饱和度等参数。

（二）体外循环连续血气监测系统组成

体外循环连续血气监测系统由心肺转流监测设备组成。

1. 心肺转流监测设备 由主机（图10.8.1）和一次性传感器（图10.8.2）组成。

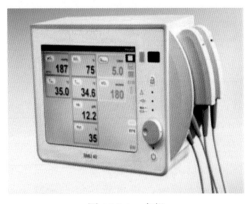

图 10.8.1 主机

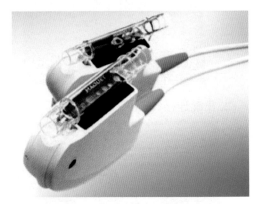

图 10.8.2 一次性传感器

2. 一次性传感器型号

（1）动脉一次性传感器型号：3/8 口径，1/4 口径。

（2）静脉一次性传感器型号：1/2 口径，3/8 口径，1/4 口径。

（三）操作流程

1. 安装一次性传感器

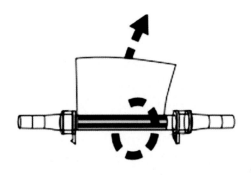

（1）根据体外循环管路尺寸，选择合适的一次性传感器。

（2）拆开外包装，因与测量头连接的传感器面不得存在污渍，故请勿撕下条形码标签。握住传感器中间部分，将传感器接入循环管路。

（3）动脉传感器与静脉传感器连接方法相同。

注意：安装完毕后，若不能马上接上探头，请勿撕下条码将传感器长时间暴露在灯光下。条形码标签能够保护对紫外线敏感的色素传感器。

2. 连接主机

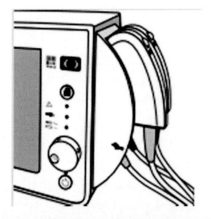

（1）确保测量头在其支架中。按电源启动，进入自检程序。

（2）自检完毕后，将显示"perfusion settings"界面，点击"enable scanner"选项开启条形码扫描仪。

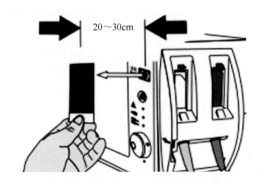

（3）取下条形码，在距离扫描仪 20 ～ 30cm 处扫描。

（4）扫描仪将识别动（静）脉一次性传感器的 ID。

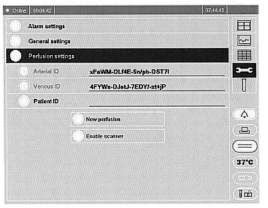

（5）设定一般设置和报警设置。

注意：每个传感器只能使用一次，如果条形码污染或撕裂，则只能采用虚拟键盘手动输入 ID 设置患者信息。

3. 术中使用

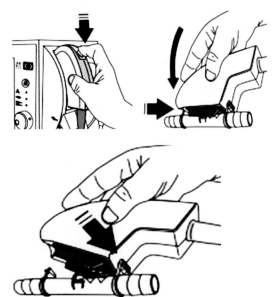

（1）将测量头上的圆形按钮向下按。

（2）锁止将松开，将测量头从支架上取下。

（3）将测量头的凸缘对准一次性传感器的凹形锁片。

（4）一次性传感器的另一侧有一个锁钩。将测量头向一次性传感器上按，直至锁钩卡入测量头的开口。

注意：①检查连接，测量头必须正确，牢固地与一次性传感器连接，以保证功能正常。②测量头不得带有污渍，否则会影响测量精度。

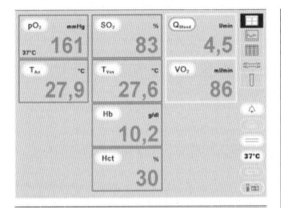

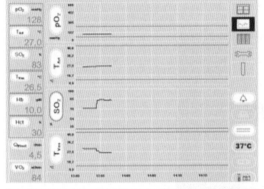

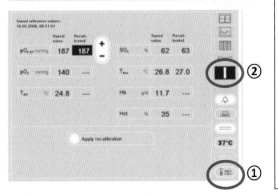

（5）选取血液值的显示方式。

1）数字型显示

2）图形显示

3）表格显示

（6）在灌注时用实验室检查数据重新校准测量值。

（7）按①将当前值作为参考值保存。

（8）按②可进行校准。

（9）校准完毕后，选择使用者习惯的显示方式。

4. 术后拆卸　术后拆下测量头，将其安装在显示器上的支架中卡好。长按电源键至少3 秒，关机。

第九节　凝血分析仪器

（一）凝血分析仪器用途

凝血分析仪器（ACT 监测仪）用于对血液进行凝血和抗凝、纤溶和抗纤溶等的分析。

（二）凝血分析仪器组成

凝血分析仪器由主机、一次性耗材（测试片）（图 10.9.1）组成。

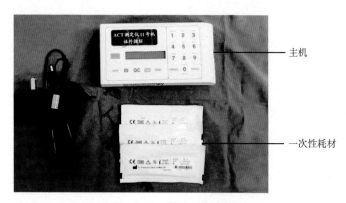

图 10.9.1　凝血分析仪器

（三）操作流程

1. 正确安装测试片

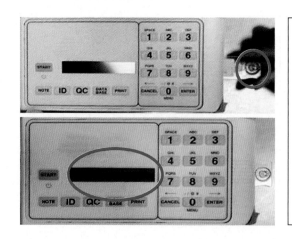

（1）连接电源。

（2）将测试片朝外向上插入仪器，仪器自动启动。

（3）仪器进入自检程序。

（4）自动开始预热测试片。

注意：在此期间注意观察是否有错误信息提示。

2. 添加血样检测

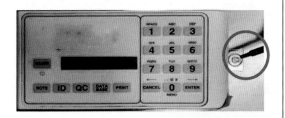

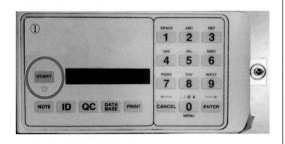

（1）当自检和预热完成后，仪器进入等待加样本状态，发出一声"蜂鸣"声，并交替显示"Add Sample"（加样）和"Press Start"（按开始）。

（2）仪器将保持等待加样状态5分钟，如果超过5分钟仍然未加样，仪器将会显示"START.timeout"（超时），表示操作超时错误，此时只能拔出测试片并换新的测试片重新开始新的测试。

（3）将一滴血样加入样本井中。

注意：①为防止操作超时，一定要在5分钟内完成加样。可在仪器自检和预热时即开始采集血样的准备工作。②加样时请沿井壁往井底缓慢注入，避免产生气泡。合适的样本量应该是恰好注满中央的样本井，液面与井上部平齐。③如果血样过多，超过了井上部，可将多余的血样推到样本井周围的槽中。

（4）按开始键①，听到一声"蜂鸣"声，表示测试已经开始。

（5）测试完成后，会发出一声"蜂鸣"声，并显示测试结果。

（6）丢弃使用过的测试片。

注意：①样本量过多或过少，仪器会显示"Sample too large（样本量过多）"或"Sample too small（样本量过少）"，并停止测试。此时只能使用新的测试片，重新开始测试。②如果发出两声"蜂鸣"声，则表示测试失败。当测量值超出显示范围（大于1000）时，也会发出连续两声"蜂鸣"音。

第十节　血气分析仪器

（一）血气分析仪器用途

血气分析仪用于测定血液及体液的 pH、二氧化碳分压、氧分压等血气参数。

（二）血气分析仪器组成

血气分析仪由主机及分析包（图 10.10.1）组成。

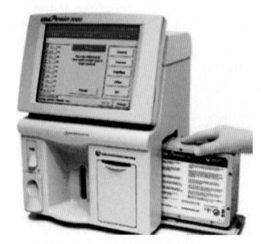

图 10.10.1　主机和分析包

（三）操作流程

1. 开机自检

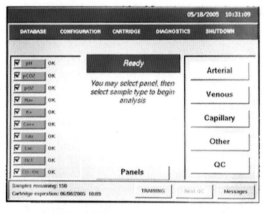

插上电源插头，打开开关，等待屏幕显示"READY"字样。

2. 混匀血液样本

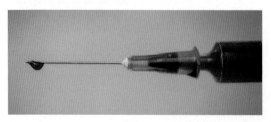

缓慢颠倒注射器 5 次，并在掌心搓动 5 秒，观察样品管内血液移动是否均匀，是否有明显的凝块或纤维丝，若有则重新采样。

3. 开始检测

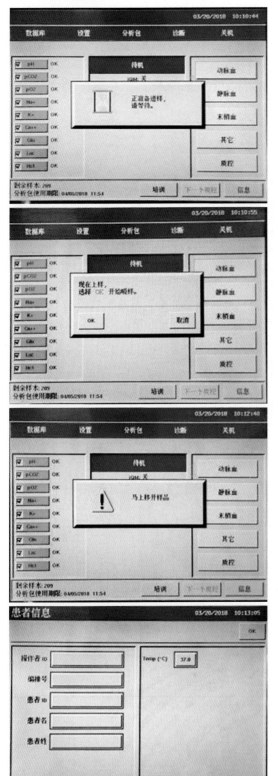

（1）根据样本类型按相应键，进样针伸入。

（2）排除第一滴血样，使进样针伸入血样底部，按"OK"键。

（3）听到提示音（四声"滴"）时，表示吸样完毕，立即移开样品。

（4）输入样本信息：如患者姓名、体温、吸氧浓度等，按"OK"键。

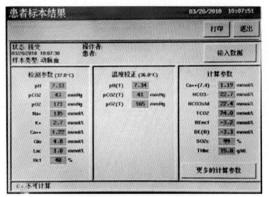

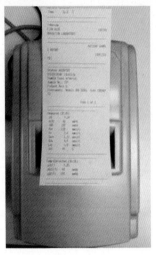

（5）分析结束，仪器进入"Patient Sample Results"界面。

（6）查看结果，整理用物。

（四）血气分析结果判定

动脉血正常值见表 10.10.1。

表 10.10.1　动脉血正常值（参考）

项目	正常值	项目	正常值
pH	$7.35 \sim 7.45$	Lac	$0.5 \sim 2.23mmol/L$
pCO_2	$35 \sim 48mmHg$	Hct	$35\% \sim 51\%$
pO_2	$83 \sim 108mmHg$	HCO_3^-	$18.0 \sim 23.0mmol/L$
Na^+	$136 \sim 145mol/L$	TCO_2	$22.0 \sim 29.01mmol/L$
K^+	$3.4 \sim 4.51mmol/L$	BE	$-2.0 \sim +3.0mmol/L$
Ca^{2+}	$1.15 \sim 1.35mmol/L$	SpO_2	$95\% \sim 98\%$
Glu	$3.33 \sim 5.27mmol/L$	THb	$11.7 \sim 17.4g/dl$

注：Lac，乳酸；Hct，血细胞比容；TCO_2，二氧化碳总量；BE，剩余碱；THb，总血红蛋白。

（五）故障处理

1. 血样凝固

（1）血流不畅（采样时间过长），造成未和抗凝剂混匀就已凝固。

（2）抗凝剂量不足或失效。

2. 结果偏差

（1）抗凝不当导致的血液凝固或出现小凝块。

（2）抗凝剂和血样未充分混匀（吸进的血样中抗凝剂过多）。

（3）肝素抗凝剂残留在采血针内的液体量过大，导致样本稀释。

（4）使用抗凝剂浓度太高，可导致血钙、血钾、血钠等结果严重偏低。

（5）血样中混有的麻醉剂、消毒剂等对血气分析结果也会产生干扰。

（6）高血脂、高蛋白及输入高渗液可使 Hct、Na^+ 等结果产生偏差。

3. 分析包堵塞（飘红）

（1）原因

1）抗凝不当；操作未按要求搓管。

2）血样凝固；分析包或仪器故障。

（2）处理

1）观察，等待机器进行自动清洗。

2）通知维护人员。

3）更换分析包。

4. 没有分析结果

（1）原因

1）吸样时吸入空气（血泡）。

2）吸样针端口堵塞。

3）血样太黏稠。

4）血样已凝固。

（2）处理

1）避免用细针采集血样。

2）放弃此次操作。

5. 停电　若停电时间在 1 个小时以内，仪器可自动恢复；不间断电源（UPS）主要是起整流和保护作用，停电后只能再供电 10 ～ 20 分钟；如果预计停电超过 1 个小时，请将仪器移至有电的地方（先安全关机）；超过 1 个小时，分析包不得再使用。

第十一节　气囊式体外反搏装置

（一）气囊式体外反搏装置用途

气囊式体外反搏装置用于心力衰竭患者的救治；降低心脏后负荷，减轻心脏工作负荷，降低心肌耗氧量，增加心脏输出（心排血量）。

（二）气囊式体外反搏装置组成

1. 气囊式体外反搏装置　由主机（图 10.11.1）、心电图电极电缆（图 10.11.2）、压力传感器（图 10.11.3）、球囊（图 10.11.4）及一次性穿刺包（图 10.11.5）组成。

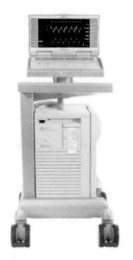 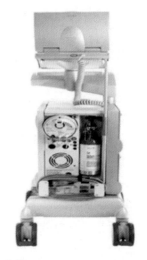

图 10.11.1 主机

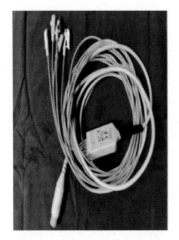

图 10.11.2 心电图电极电缆

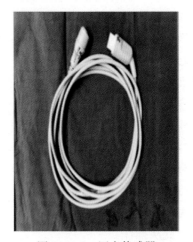

图 10.11.3 压力传感器

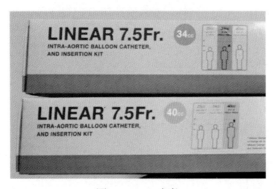

图 10.11.4 球囊

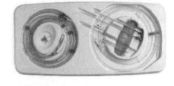 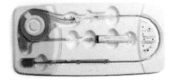

图 10.11.5 一次性穿刺包

2. 球囊型号选择 球囊有 25cc、34cc、40cc 及 50cc 4 种型号，根据身高 / 球囊对应建议（图 10.11.6）选择合适的型号。

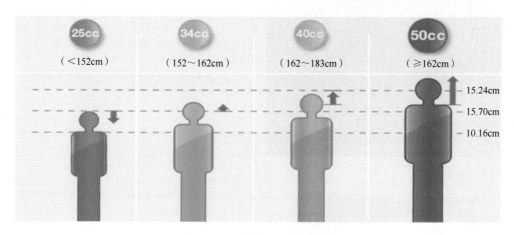

图 10.11.6　身高/球囊对应建议

（三）操作流程

1. 启动主机

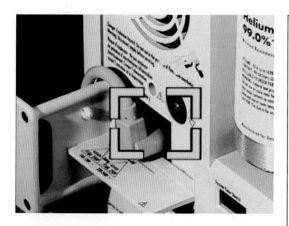

（1）将总电源接至主机后面，利用两侧卡紧装置将电源线固定至主机。

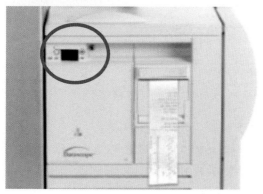

（2）打开主机电源开关，设备进入自检程序。

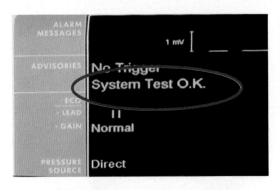

（3）系统自检后进行下一步操作。

2. 打开气瓶

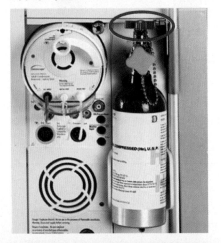

（1）沿逆时针方向完全打开气瓶阀门，保证气瓶中有足够的气体。

注意：气瓶中使用的为氦气，严禁使用其他气体。

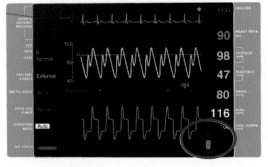

（2）确保气体指示器的显示表明气瓶中有足够体积的气体。

3. 连接导线

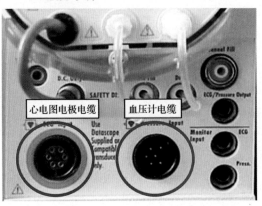

（1）将心电图电极电缆及血压计电缆接至主机背面。

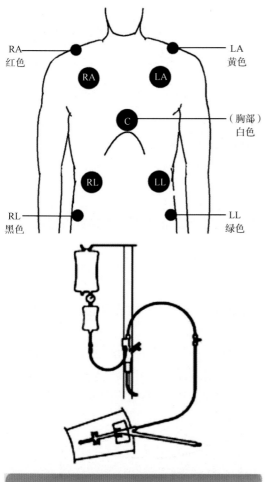

（2）连接心电图导线。

（3）连接压力传感器。

注意：①保持压力 300mmHg。②测压管路长度不超过 240cm。

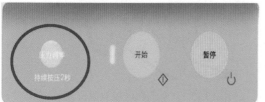

（4）持续按压"压力调零"键2秒进行压力调零，然后将压力传感器连接至患者。

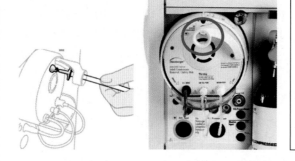

（5）连接气道延长管：将气道延长管通过机器背面的气体模块小环处接入主机。

4. 开始反搏

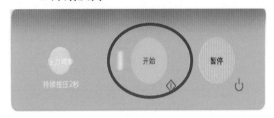

按"开始"键开始反搏，反搏过程中左侧指示灯开始闪烁。

第十二节 临时起搏器

（一）临时起搏器用途

临时起搏器用于临时心房或心室起搏，以治疗、预防或诊断为目的短期起搏时需要同步或异步起搏。

（二）临时起搏途径

1. 经皮临时起搏 无创且起效迅速的临时起搏方法，电极片的摆放位置是有效起搏的重要因素。

电极片摆放位置：①阴极（负极）放置于心尖的正上方或体表心电图胸导联 V_3 的位置。②阳极（正极）放置于后位（图 10.12.1），右肩胛骨或左肩胛骨下半部分与脊柱之间。如无法放置于背部时，可放在前位（图 10.12.2），右上胸的中点，右乳头上方 6～10cm 处。

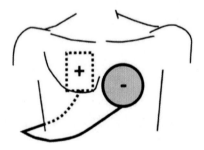

图 10.12.1 前后位电极放置位置

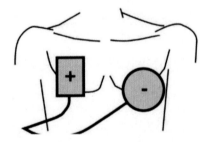

图 10.12.2 双前位电极放置位置

2. 经静脉心内膜起搏（图 10.12.3） 心内科常用临时起搏方式，可用于可逆性原因导致的症状性心动过缓或传导阻滞；预防性起搏；快速性心律失常治疗和过渡性起搏。常见静脉入路（图 10.12.4）有颈内静脉（80%～94%）、锁骨下静脉（85%～98%）、股静脉（89%～95%）。

3. 经食管心脏起搏 其心房感知和起搏满意，心室起搏差，仅 3%～6% 可以成功起搏。临床最常用于终止儿童的折返性室上性心动过速，可用于无创电生理检查、诱发和诊断心律失常。

4. 经胸心内膜起搏 仅用于心搏骤停时抢救生命，经皮或经静脉未能有效起搏时，有胸骨旁和剑突下两个入路（图 10.12.5）。

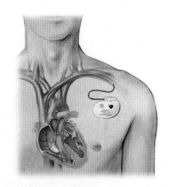

图 10.12.3　经静脉心内膜起搏

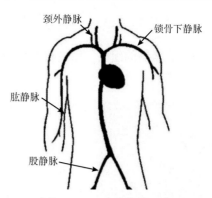

图 10.12.4　常见静脉入路

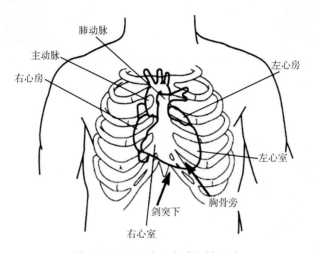

图 10.12.5　经胸心内膜起搏入路

5. 心外膜起搏（图10.12.6）　开胸手术后，心外膜电极一端缝于心室外膜，一端经胸壁和皮肤出体外连接临时起搏器，多数为大手术后短期预防性应用。

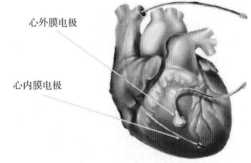

图 10.12.6　心外膜起搏

（三）临时起搏器分类

1. 单腔起搏器

（1）适应证：适用于缓慢型心律失常和超速抑制终止快速型心律失常。

（2）特点：仅有一个电极，放在右心室或右心房，仅起搏一个心腔。

2. 双腔起搏器

（1）适应证：适用于心脏手术所致暂时性房室传导阻滞，以维持正常心功能。

（2）特点：两个电极分别放在右心房和右心室，可顺序起搏心房、心室。可分为触发型同步起搏器和抑制型同步起搏器。

（四）单腔起搏器

1. 单腔起搏器的组成　由主机（图 10.12.7）、起搏导线（图 10.12.8）及起搏电缆（图 10.12.9）组成。

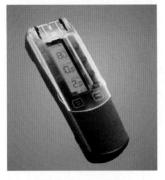 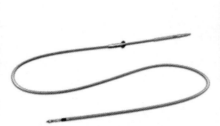 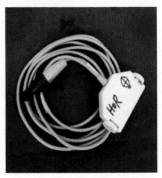

图 10.12.7　主机　　　　图 10.12.8　起搏导线　　　　图 10.12.9　起搏电缆

2. 操作流程

（1）安装电池

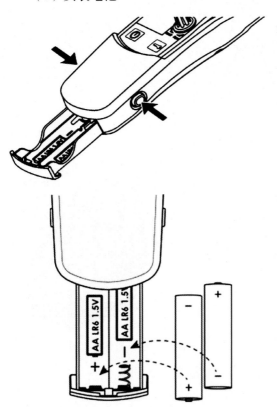

（1）按下机器下方的电池抽屉锁，直至电池抽屉打开。

（2）安装两节新电池。

注意：①为避免起搏器在使用时电量不足，每次使用前请更换电池。②确认电池与电池盒内部的极性标记对齐。

（2）正确连接

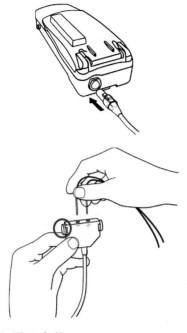
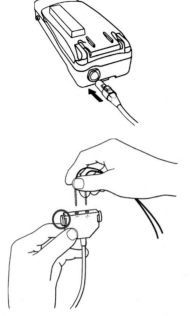

（1）将起搏电缆连接到主机上。

注意：①确认主机为关闭状态。②电缆接入主机后，需听到"咔嗒"声，表明接头已全部插入插座。

（2）连接起搏电缆及起搏导线。
1）逆时针旋转固定旋钮，直至感觉到阻力为止。
2）将起搏导线插入起搏电缆插座。
3）顺时针旋转固定旋钮，直至感觉到阻力为止。
4）轻轻拉动导线，以确保连接牢固。

（3）设置参数

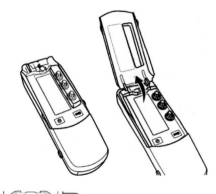

（1）打开保护盖。

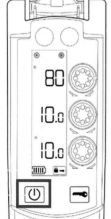
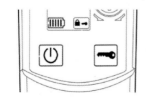

（2）按"⏻"开机，屏幕亮起，状态指示区显示当前电量。

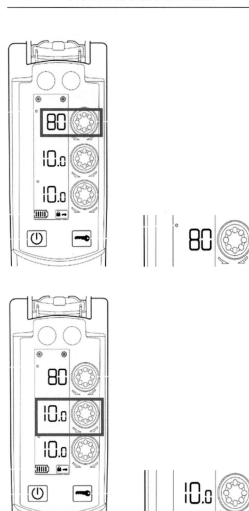

（3）根据病情设置起搏频率，顺时针转动增加数值，逆时针转动减少数值。

注意：机器启动时默认起搏频率为80ppm。

（4）根据病情设置输出电流，顺时针转动增加数值，逆时针转动减少数值。

注意：机器启动时，默认输出电流为10.0mA。

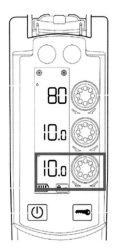

（5）根据病情设置灵敏度，顺时针转动增加数值，逆时针转动减少数值。

注意：机器启动时，默认灵敏度为10.0mV。

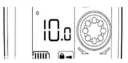

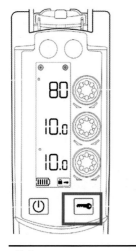

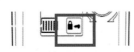

模式	VVI，VOO，AAI，AOO
基本起搏频率	30 ~ 180ppm，连续可调
快速心房起搏频率	80 ~ 380ppm
	（每次调节幅度 5ppm）
	380 ~ 540ppm
	（每次调节幅度 10ppm）
	540 ~ 800ppm
	（每次调节幅度 20ppm）
输出幅度	0.1 ~ 20mA，
	连续可调
脉冲宽度	1.8ms
感知灵敏度	0.5 ~ 20mV，连续可调 ASYNC，无
	感知
不应期	250ms
空白期	起搏 125ms，感知 75ms

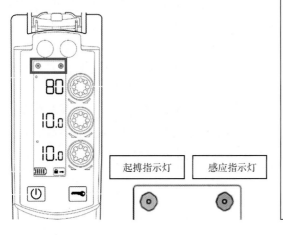

（6）设置完毕，按"🔑"锁定设置，防止意外调节参数，造成意外。

（7）设置完毕，界面"🔒🔑"指示灯亮起。

基本设置参数。

（8）临时起搏器开始工作，起搏和感应状态指示灯亮起。

（9）每当起搏器发出起搏信号时，左上角绿色指示灯闪烁。

（10）每当监测到搏动时，右上角的蓝色指示灯闪烁。

注意：指示灯亮起，并不能确定起搏信号已传达到心脏，也不能确定心脏收缩，需结合临床实际情况判断。

（4）快速心房起搏设置

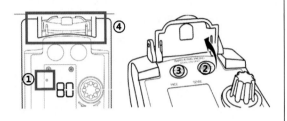

（1）打开主机上端盖子①，可见快速心房起搏（RAP）模块。

（2）按下"ENABLE/DISABLE"键②，激活RAP。

（3）按下"HOLD TO DELIVER"键③，进行RAP治疗。

（4）主机RAP指示灯④将在每次治疗时闪烁。

（5）结束治疗后，按下"ENABLE/DISABLE"键②，禁用RAP。

（5）设置完毕

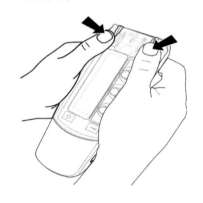

设置完毕，关闭保护盖，双手按压联合处，保证关闭紧密。防止意外触碰调节钮导致参数变化，造成意外。

（6）使用完毕

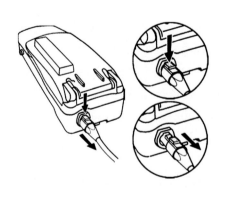

（1）关闭主机。

（2）断开起搏电缆与主机的连接。

（3）丢弃电池。

（4）按要求清洁、整理主机。

注意：拔除起搏电缆时，必须按下电缆接头上的连接器释放按钮，并轻轻将接头从插座中拔出。严禁暴力拔出电缆。

（五）双腔起搏器

1. 双腔起搏器的组成　由主机（图10.12.10）、起搏导线（图10.12.11）及起搏电缆（图10.12.12）组成。

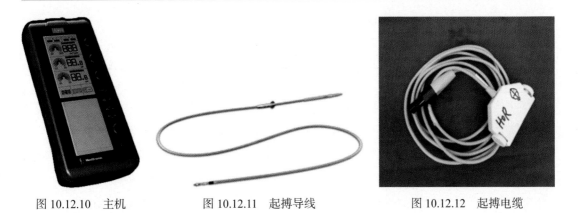

图 10.12.10　主机　　　　图 10.12.11　起搏导线　　　　图 10.12.12　起搏电缆

2. 双腔起搏器面板

（1）上方屏幕的控件和指示灯（图 10.12.13）：显示屏显示起搏频率、心房输出电流、心室输出电流、起搏和感应的状态指示灯、当前选择的起搏模式、电池状态和锁定指示灯。

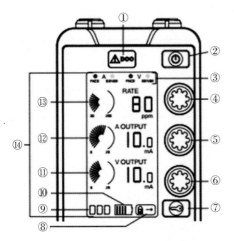

图 10.12.13　上方屏幕

①DOO/ 紧急键；②开 / 关键；③起搏和感应状态指示灯；④起搏频率调节钮；⑤A 为（心房）输出电流调节钮；⑥V 为（心室）输出电流调节钮；⑦锁定 / 解锁键；⑧锁定指示灯；⑨起搏模式指示灯；⑩电池指示灯；⑪（心室）输出电流数值；⑫（心房）输出电流数值；⑬起搏频率数值；⑭上方屏幕

（2）下方屏幕的控件和指示灯（图 10.12.14）：用于选择起搏模式、调整起搏参数值、提供快速心房起搏（RAP）治疗、从异步起搏恢复同步起搏及暂停起搏治疗。

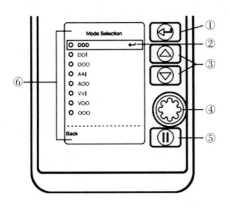

图 10.12.14　下方屏幕

①回车键；②选择模式；③向上 / 向下箭头键；④菜单参数调节钮；⑤暂停键；⑥下方屏幕

3. 双腔起搏器起搏模式 见表 10.12.1。

表 10.12.1 起搏模式

起搏模式	模式名缩写	工作方式
单腔起搏模式	AAI	心房起搏、心房感知，感知心房自身活动后抑制起搏器的脉冲发放，心室信号不被感知
单腔起搏模式	AOO	心房只有起搏而无感知的非同步起搏模式。起搏器以固定频率定期发放脉冲刺激心房
	VVI	心室起搏、心室感知，感知心室自身活动后抑制起搏器的脉冲发放，心房信号不被感知
	VOO	心室只有起搏而无感知的非同步起搏模式。起搏器以固定频率定期发放脉冲刺激心室
双腔起搏模式	DDD	房室全能型起搏，具有房室双腔顺序起搏，心房、心室双重感知，触发和抑制双重反应的生理性起搏模式
	DDI	心房、心室均具有感知和起搏功能，P 波感知后抑制心房起搏，但不触发房室间期，即不出现心室跟踪
	DOO	心房心室顺序起搏，无感知功能。心房、心室起搏脉冲规律发放，自身的心房波和心室波对其无影响
无起搏模式	OOO	心房、心室均被抑制，心房率大于设置的频率，且房室传导正常

4. 操作流程

（1）安装电池

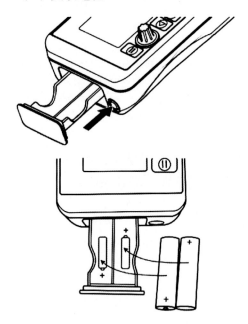

（1）按下机器下方的电池抽屉锁，直至电池抽屉打开。

（2）安装两节新电池。

注意：①为避免起搏器在使用时电量不足，每次使用前需更换电池。②确认电池与电池盒内部的极性标记正确。

（2）正确连接

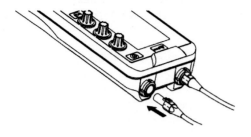

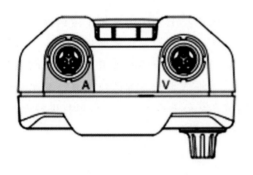

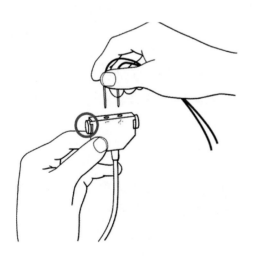

（1）将起搏电缆连接到主机上。

（2）将起搏电缆分别接入适当的插座中，A为心房接口，V为心室接口。

注意：①确认主机为关闭状态。②电缆接入主机后需听到"咔嗒"声，表明接头已全部插入插座。③为确保连接良好，插入后需轻轻拉动电缆。

（3）连接起搏电缆及起搏导线。

1）逆时针旋转固定旋钮，直至感觉到阻力为止。

2）将起搏导线插入起搏电缆插座。

3）顺时针旋转固定旋钮，直至感觉到阻力为止。

4）轻轻拉动导线，以确保连接牢固。

注意：①对于双腔系统：必须将导线连接到相应的电缆上。匹配心房和心室的正极（+）和负极（−）。②单腔单极系统：将起搏导线接入电缆的负极（−）；将无作用的导线接入正极（+）。③双腔单极系统：将起搏导线接入电缆的负极（−），将无作用的导线接入正极（+），用跨接电缆将不同电极连接到第二个患者电缆的正极插座上（如果第二根患者电缆的正电极未连接跨接电缆，临时起搏器将无法在心室起搏或感知）。

（3）设置参数

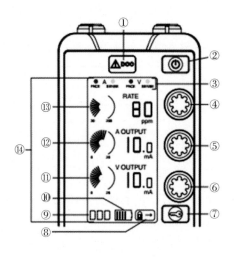

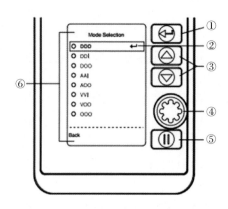

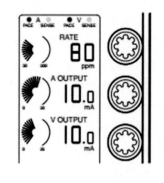

（1）按"⏻"（②）开机，屏幕亮起，启动自检程序。

（2）当自检成功完成时，起搏器首先搜索心脏活动（在第一个起搏周期），然后在两个腔室中进行感知和起搏（默认DDD起搏模式）。

注意：①为防止进入T波的脆弱期，需先将心房、心室输出电流（⑤⑥）调至最小功率，然后将起搏器连接至起搏导线上。再将二者升高到阈值功率，确定感测阈值。②如未通过自检，机器将保持开启，但不会起搏。

（3）使用下方屏幕的"菜单参数调节钮"（④）调出"模式选择"菜单，以选择适当的起搏模式。

（4）使用"向上/向下箭头键"（③）突出显示当前所选模式。

（5）使用回车键（①）确定当前起搏模式。

注意：确定起搏模式后，在随后的两个心脏活动周期激活新模式。

（6）使用上方屏幕旁的旋钮调整起搏频率、心房和心室输出功率。

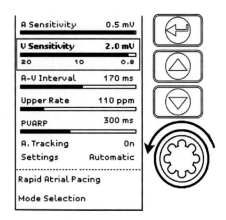

A Sensitivity	0.5 mV
V Sensitivity	2.0 mV
20	10	0.8
A-V Interval	170 ms
Upper Rate	110 ppm
PVARP	300 ms
A. Tracking	On
Settings	Automatic

Rapid Atrial Pacing

Mode Selection

A Sensitivity	0.5 mV
V Sensitivity	2.0 mV
A-V Interval	**★200 ms**
20	160	300
Upper Rate	★105 ppm
PVARP	★300 ms
A. Tracking	On
Settings	Manual(★)

Rapid Atrial Pacing

Mode Selection

（7）调节灵敏度：主机在某些起搏和感应到时间后会自动调整灵敏度，以帮助减少 T 波、跨室时间和起搏的过度感应。

（8）使用"菜单参数调节钮"调出"灵敏度"菜单，顺时针转动增大数值，逆时针转动减小数值。

（9）调节房室传导间隔。

1）使用"菜单参数调节钮"调出"起搏参数"菜单。

2）使用"向上/向下箭头键"选择"A-V Interval"菜单。

3）顺时针转动增大数值，逆时针转动减小数值。

（4）快速心房起搏设置

RAP	250 ppm
80	440	800

Hold ↵ to
DELIVER
Rapid Atrial Pacing

Back

（1）使用"菜单参数调节钮"调出"起搏参数"菜单。使用"向上/向下箭头键"选择"RAP"菜单。

（2）按住回车键时，临时起搏器最多等待两个起搏周期，然后以选定的 RAP 速率开始在心房中异步起搏（AOO 起搏模式）。

注意：在按住回车键之前，临时起搏器不会传递 RAP，保持当前起搏模式的选定值。

（5）单腔起搏设置表（表 10.12.2）

表 10.12.2 单腔起搏设置表

起搏模式	AOO	VOO	AAI	VVI
心房（A）和心室（V）指标	心房	心室	心房	心室
频率和感知指标	固定频率	固定频率	固定频率＋感知	固定频率＋感知
指令				
1. 设置输出				
心房输出	开	关	开	关
心室输出	关	开	关	开
2. 设置灵敏度				
心房灵敏度	非同步	无	开	无
心室灵敏度	无	同步	无	开
3. 设置追踪	无	无	无	无

（6）双腔起搏设置表（表 10.12.3）

表 10.12.3 双腔起搏设置表

起搏模式	DOO	DDD	DDI
心房（A）和心室（V）指标	心房＋心室	心房＋心室	心房＋心室
频率和感知指标	心房心室顺序起搏	心房心室顺序起搏 心房心室双重感知	心房心室顺序起搏 心房心室双重感知
指令			
1. 设置输出			
心房输出	开	开	开
心室输出	开	开	开
2. 设置灵敏度			
心房灵敏度	非同步	开	开
心室灵敏度	非同步	开	开
3. 设置追踪	无	开	关

（7）使用完毕

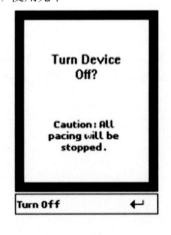

（1）如果临时起搏器已锁定，则将其解锁。

（2）按一次开/关键，显示是否确认，确认后，心脏起搏器暂时关闭。

（3）30 秒内按回车键一次，以确认临时起搏器关闭。

注意：如未按回车键，则保持开启状态，并继续以当前选定的值进行搏动。

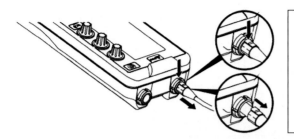

（4）按下电缆插头上的连接器释放按钮，轻轻将插头从插座中拔出。
（5）按要求清洁、整理主机。

第十三节　除　颤　器

（一）除颤器用途

除颤器可通过电除颤纠正、治疗心律失常，恢复窦性心律。

（二）除颤器组成

除颤器由主机及除颤电极组成。

1. 带心电监护功能的主机（图 10.13.1）

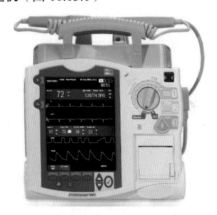

图 10.13.1　除颤器主机

2. 除颤电极种类

（1）心外手动除颤电极：适用于院内及院外快速抢救。成人电极向上提拉卸除电极板，可变成小儿电极（图 10.13.2）。电击能量：成人一般选择双向波 120 ～ 200J，儿童选择 2J/kg。

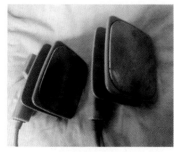
成人电极

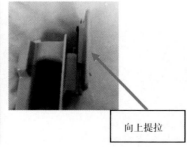
向上提拉

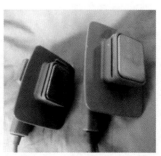
小儿电极

图 10.13.2　成人电极变成小儿电极

（2）一次性心外自动除颤电极（图 10.13.3）：适用于自动体外除颤仪（AED）自动除颤及心脏腔镜手术除颤。

电击能量：成人一般选择 120 ～ 200J，儿童选择 2J/kg。

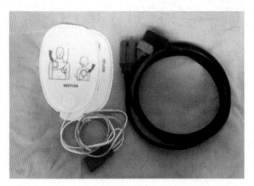

图 10.13.3　一次性心外自动除颤电极及电缆

（3）心内除颤电极（图 10.13.4）：用于心外科开胸手术时的电除颤。常用型号见图 10.13.5。

电击能量：成人一般选择 20J 或 ≤ 50J，小儿选择 10J 或 ≤ 15J。心内除颤电极常用型号：7.5cm，大号成人；6.0cm，标准成人；4.5cm，儿童；2.8cm，婴儿。

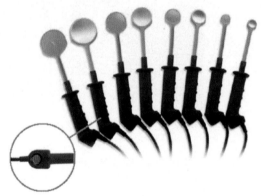

图 10.13.4　心内除颤电极

（三）使用流程

1. 准备工作

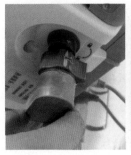 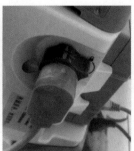

（1）将除颤器电缆正确连接至除颤器主机上。

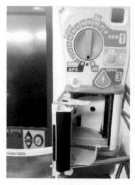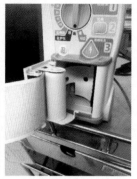

（2）安装打印纸。

2. 使用步骤

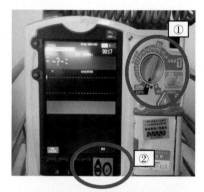

（1）能量选择

1）转动旋钮式能量选择旋钮（①），选择能量。

2）需微量调节时，按②选择能量，按钮每次增减量为1。

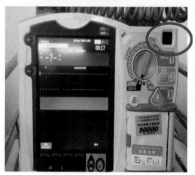

3）如果要进行同步除颤，选择能量后按"同步"按钮（图中画圈处）即可。

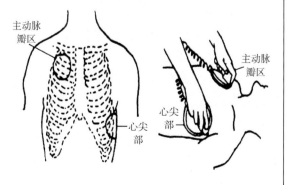

（2）放置除颤板

1）体外除颤电极应分别放置于右侧锁骨中线第2肋间和左腋中线第5肋间处。

注意：①两电极板间距应＞10cm，如患者带有植入性起搏器，应避开起搏器位置。②注意检查除颤电极是否与患者皮肤接触良好，电极上绿色指示灯全部亮起表示接触良好。

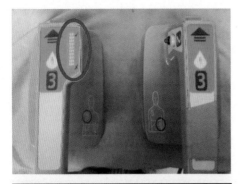

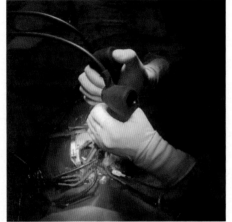

2）心内除颤电极应分别放置于右心房和心尖部。

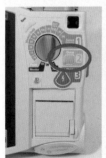
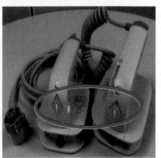

（3）充电

1）按下主机面板的"2"按钮充电。

2）按下体外除颤电极黄色按钮处充电。

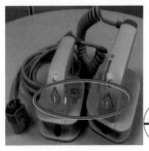
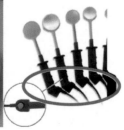

（4）放电

1）体外放电时，必须同时按下两个手柄上的红色按钮。

2）心内除颤时，按下除颤电极上的红色按钮。

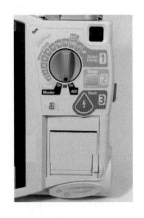

注意：使用体外手动除颤放电时，面板上的 3 号按钮不可用，其只适用于心内除颤和多功能电极片时的放电操作，如 AED 放电。

（四）清洁与维护

1. 清洁　用清洁干纱布将除颤仪电极板擦净，再将其放回原地并插上插头。

2. 维护　每日要检查急救设备的功能性，关注用电量，及时充电。

第十四节　彩色多普勒超声诊断仪

（一）彩色多普勒超声诊断仪用途

彩色多普勒超声诊断仪根据超声流速测定原理测量被测血管的流体流量。其在心外科领域主要用于冠状动脉搭桥手术后，特用于术中测定血流量状态和术中评估移植血管的通畅性。

$$流量 = 平均流速 \times 血管截面$$

彩色多普勒超声诊断仪工作原理（图 10.14.1）：两组超声波换能器相向同时收发超声波，通过观测超声波在介质中顺流和逆流的传播时间差来反推被测血管的流体流量。

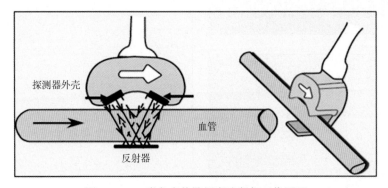

图 10.14.1　彩色多普勒超声诊断仪工作原理

（二）彩色多普勒超声诊断仪组成

彩色多普勒超声诊断仪由主机（图 10.14.2）和超声探头（图 10.14.3）组成。

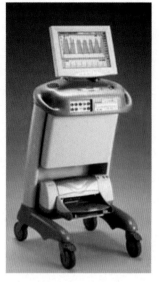

图 10.14.2　主机

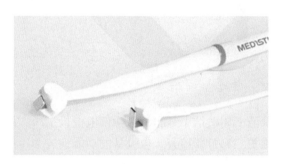

图 10.14.3　超声探头

（三）操作流程

1. 使用前准备

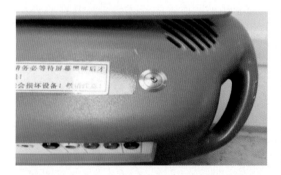

（1）连接电源，开启主机。

（2）输入患者基本资料。

2. 正确连接

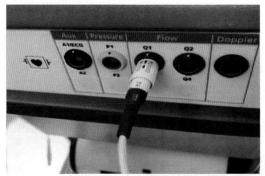

（1）接入流量探头连接端。

（2）输入桥路血管、源头血管和靶血管的名称，按下"OK"键。

3. 术中使用

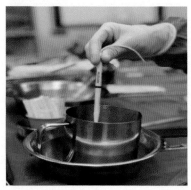

（1）将流量探头放于水中，旋转探头，确保探头超声耦合水平（ACI）≥90%。

（2）将流量探头放置于待测血管中，等待 ACI 变为绿色背景。

（3）按下"保存"键。

第十五节　电动胸骨锯

（一）电动胸骨锯用途

电动胸骨锯用于对骨组织进行钻、切取、锯、磨、铣等。

（二）电动胸骨锯组成

电动胸骨锯由胸骨锯主机、锯片、胸骨锯锯片护板、手柄及电池组成（图10.15.1）。

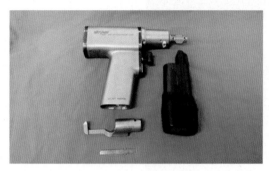

图 10.15.1　电动胸骨锯

（三）操作流程

1. 准备工作

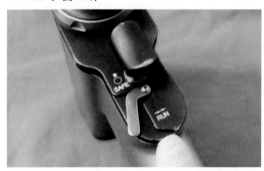

（1）顺时针方向旋转安全开关至"SAFE"（安全）位置。

（2）安装锯片

1）顺时针方向旋转装有弹簧的锯片锁止箍，对准卡槽，插入锯片。

2）松开锯片锁止箍，自动弹回至最初位置，即锯片准确入位。

3）缓慢前后拉动锯片，确认已牢固卡住。

注意：锯齿可以朝4个方向任意放置，若要使用胸骨锯片护板，锯齿只能背向胸骨锯片护板。

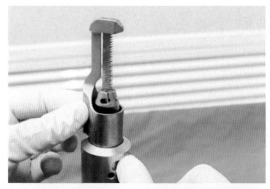

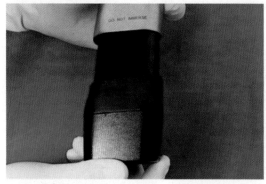

（3）安装胸骨锯护板

1）滑动护板驱动钮，将胸骨锯片护板停在锯片上方，使锯齿正好背向护板。

2）缓慢拉动胸骨锯片护板，确认其已牢固卡住。

3）目视检查锯片和胸骨锯片护板，确保锯片既没有退入，也没有伸出胸骨锯片护板。

（4）安装电池：将一块已经充满电的电池组用力滑入操作柄，直至电池锁扣卡入到位，表示电池组已安装牢靠。

2. 操作方法

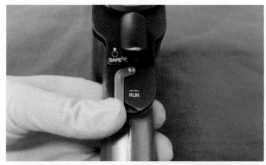

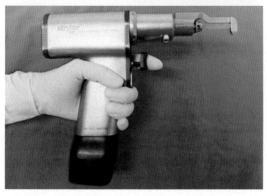

（1）将安全开关置于"RUN"（运行）位置，按下触发器，测试操作柄的运转。

（2）使用完毕后依次拆除电池、胸骨锯护板、锯片。

第十六节 医用光学放大镜

（一）医用光学放大镜用途

医用光学放大镜利用透镜和显微放大原理的光学效果，可诊断检查照明，增大操作者视角，便于观察物体细节。

（二）医用光学放大镜组成

医用光学放大镜由光学系统和镜架（图10.16.1）、LED灯和电源套装（图10.16.2）及充电器（图10.16.3）组成。

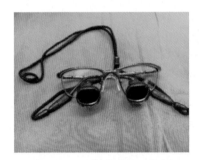 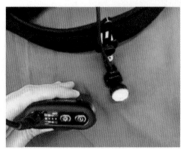 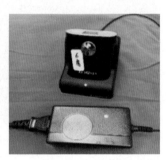

图 10.16.1　光学系统和镜架　　　图 10.16.2　LED 灯和电源套装　　　图 10.16.3　充电器

（三）操作流程

1. 连接 LED 头灯

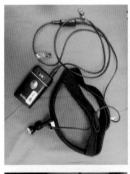 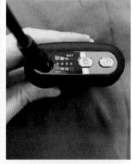

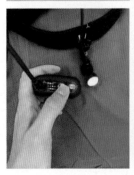 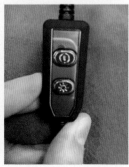

（1）将 LED 头灯电线连接电源套装。

（2）用电源套装上的附加控制开关调节亮度。

（3）手术中可以通过连接线上的按钮调节开关及灯光亮度。

2. 电池充电

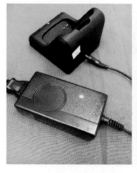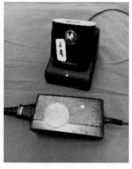

（1）将坐式充电器连接好，绿灯亮。

（2）放好电池，红灯亮，说明正在充电。

（3）充电完毕绿灯亮。

3. 使用注意事项

（1）请勿用力弯曲或扭转电缆，否则会引起火灾或电击。

（2）用干软布清理。

（3）为了避免眼睛永久损伤的风险，不要直视前灯，也不要将前灯对准其他人的眼睛。

（谢　庆　刘新莲　张泽勇　刘晓莹）

第十一章　普通外科专用设备

第一节　胃　肠　镜

（一）胃肠镜用途

胃肠镜为胃肠道区域的内镜定位系统，可对胃肠道区域病变进行观察、诊断和治疗。

（二）胃肠镜组成

胃肠镜由医用内镜系统（图 11.1.1）及胃肠镜（图 11.1.2）组成。

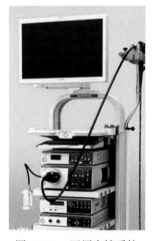

图 11.1.1　医用内镜系统

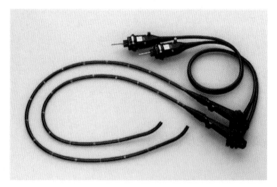

图 11.1.2　胃肠镜

1. 主机面板

（1）摄像系统面板：见图 11.1.3。

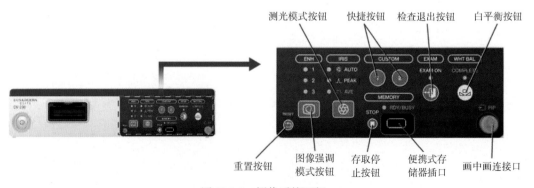

图 11.1.3　摄像系统面板

（2）冷光源及送气系统面板：见图11.1.4。

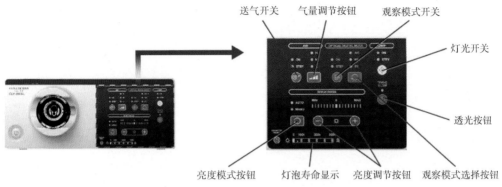

图 11.1.4　冷光源及送气系统面板

2. 胃肠镜镜体（图11.1.5）

（1）胃肠镜镜体可140°旋转。

（2）镜头端可见镜头、冷光源、钳子管道口、气体通道及液体通道。

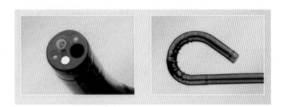

图 11.1.5　胃肠镜镜体

（3）胃肠镜型号

1）胃镜（图11.1.6）：适用于对上消化道（消化系统的体内管腔）及咽喉进行观察、诊断、摄影及治疗。

技术参数：观察方向0°，视野角度140°，头端直径＜9.6mm，插入部直径＜9.3mm，器械通道内径2.8mm。

2）肠镜（图11.1.7）：适用于对大肠进行观察、诊断、摄影及治疗。

技术参数：观察方向0°，视野角度＞140°，头端直径＜12.8mm，插入部直径＜12.8mm，器械通道内径3.2mm。

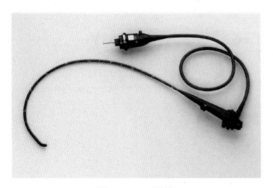

图 11.1.6　胃镜

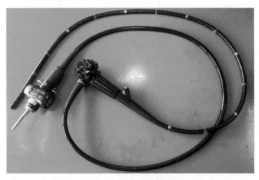

图 11.1.7　肠镜

（三）操作流程

1. 将镜头接入主机

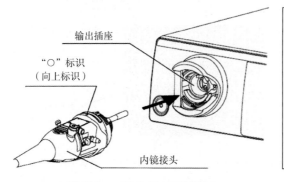

将内镜接头接入主机输出操作。

注意："○"标识向上。

2. 安装送气、送水及吸引按钮

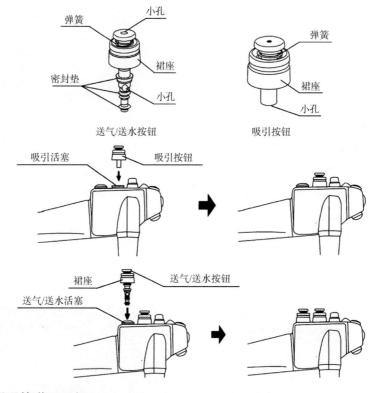

3. 安装钳子管道开口阀

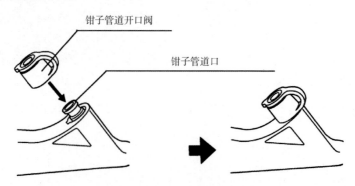

4. 安装水瓶

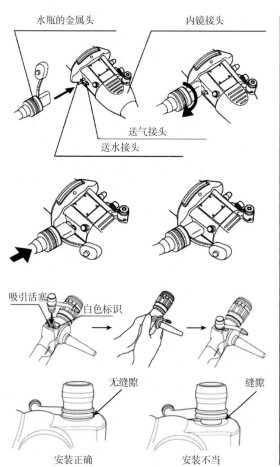

（1）将水瓶的送水管道以 90° 角放在内镜接头的送水接头上，然后推到头。

（2）90° 顺时针旋转水瓶的金属头，使送气管道与内镜接头上的送气接头对齐。

（3）再次将水瓶的金属头推到头。

（4）确认水瓶的金属头安装正确，且不会旋转。

（5）将吸引按钮插入吸引活塞，将主体的吸引臂与内镜的白色标识对齐。

（6）用双手拇指按下吸引按钮的顶端表面，直到发出"咔嗒"声，使其到位。

（7）检查按钮底部与吸引活塞接触良好。若安装不当，在吸引按钮底部与吸引活塞顶部之间存在缝隙，可导致患者组织碎屑从缝隙泄漏或溅出。

5. 开启使用

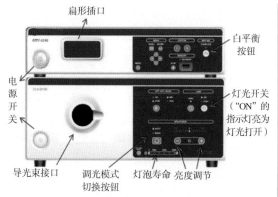

AUTO：自动调光模式
MANU：手动调光模式

（1）打开电源开关，通过"灯泡按钮"打开灯泡至"ON"，设置"亮度选择"为"AUTO"。

（2）若进行连台手术时，光源开关可不关闭，按"灯泡按钮"调整至"STANDBY"，进入待机状态。

6. 调节白平衡

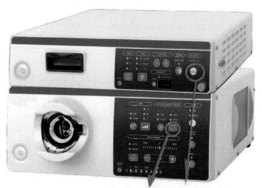

模式键　"WHT BAL" 键

（1）将镜头指向白色洁净的平面（如白纱布），按住"WHT BAL"键3秒后，确认白平衡完成，同时"COMPLETE"灯会常亮。

（2）NBI白平衡：按下模式键，选择NBI模式（NBI指示灯亮起），按下"WHT BAL"键3秒后确认NBI白平衡完成。再次按下模式键切换至正常模式。

7. 术后处理

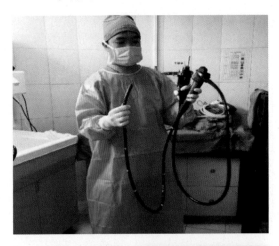

（1）初步清洁

1）用洗涤剂擦拭镜体。

2）更换清洗专用送水送气按钮，反复送水送气。

3）重复吸洗涤剂与空气多次。

注意：①擦拭镜体时注意动作轻柔，防止用力过猛破坏弯曲包裹的胶皮。②若无法进行吸引，可用注射器冲洗管道。

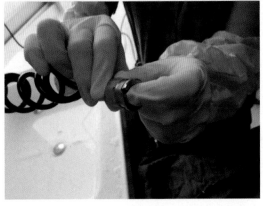

（2）侧漏试验

1）将侧漏器连接到气泵，并打开机器。

2）用手顶住里面的芯针，确保有气体出来。

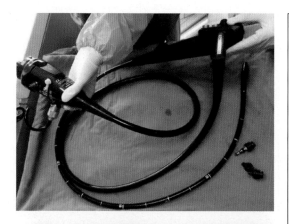

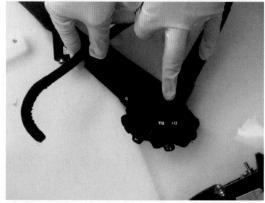

3）将侧漏器在水池外面连接好。

4）观察弯曲胶皮是否膨胀，膨胀表示气体已进入镜体的内部。

5）将镜体泡入水池，水必须淹没整个镜体。

6）将镜体在水中折成一定角度，观察弯曲胶皮处有无漏气。

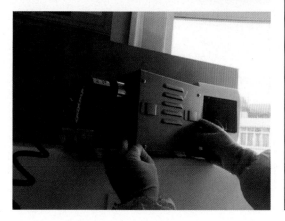

（3）侧漏试验完毕

1）将镜子从水池中捞出，关闭电源。

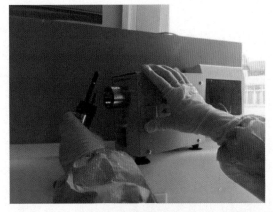

2）拔除侧漏器进行放气。

3）观察镜体中弯曲胶皮的膨胀是否已消除。

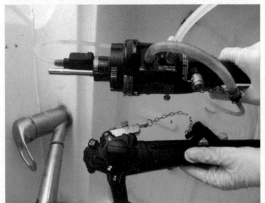

（4）清洗

1）将内镜完全浸入洗涤液中，用干净纱布擦拭表面。

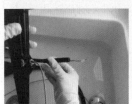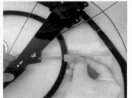

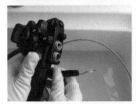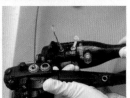

2）清洗镜体所有内通道。

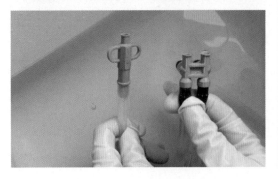

3）使用注射器或水枪往3个通道冲洗洗涤剂。

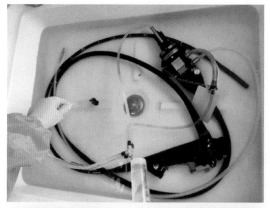

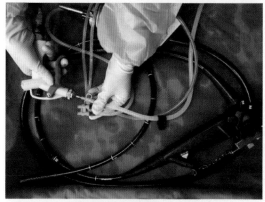

（5）漂洗

1）把内镜移入清水中，连接好全灌流管及副送水管，须全部淹没于水中。

2）用干净纱布擦拭表面，抹除残留洗涤液。

3）使用注射器或水枪往3个通道内冲洗清水。

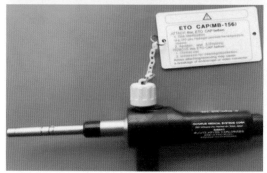

（6）干燥、灭菌

1）把内镜移出水中，擦干或用气枪吹干所有表面。

2）戴上灭菌帽进行灭菌。

注意：灭菌前一定要将灭菌帽戴上。

第二节　胆　道　镜

（一）胆道镜用途

胆道镜为胆道区域的内镜定位系统，可对胆道区域病变进行观察、诊断和治疗。

（二）胆道镜组成

胆道镜由医用内镜系统（图11.2.1）、胆道镜（图11.2.2）、摄像头（图11.2.3）、器械灌流插头（图11.2.4）及吸引器按钮（图11.2.5）组成。

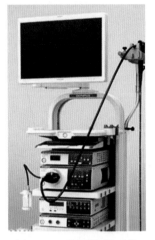

图 11.2.1　医用内镜系统

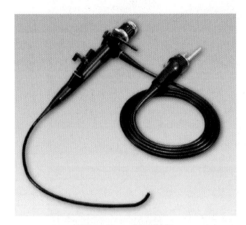

图 11.2.2　胆道镜

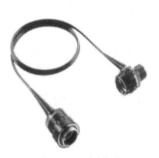

图 11.2.3　摄像头

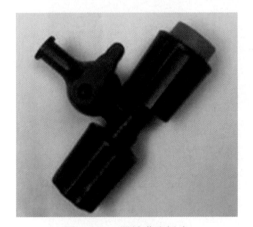

图 11.2.4　器械灌流插头

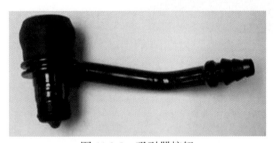

图 11.2.5　吸引器按钮

（三）操作流程

1.使用准备

内镜接口

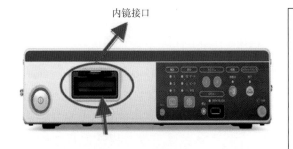

（1）将卡式摄像头接头"UP"标记向上对准主机上的内镜接口。

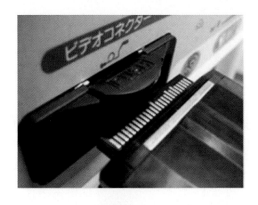

（2）将卡式摄像头接头插入内镜接口，直到发出"咔嗒"声。

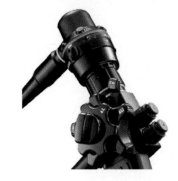

（3）将摄像头另一端连接在胆道镜目镜处。

注意：插入或拔出摄像头接头前，先关闭主机，确认电器接点处干燥清洁无水雾。

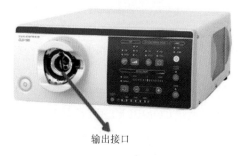

输出接口

（4）将冷光源导光束插头插入冷光源输出接口。

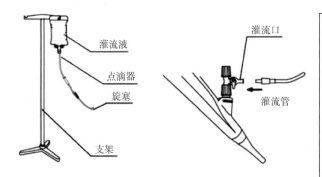

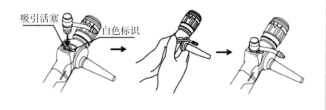

安装正确　　　　　　安装不当

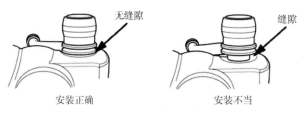

（5）将器械灌流插头旋紧至器械管道开口处。

（6）将灌流系统上的灌流管连接至器械灌流插头的灌流口。

（7）将吸引按钮插入吸引活塞，将主体的吸引臂与内镜的白色标识对齐。

（8）用双手拇指按下吸引按钮的顶端表面，直到发出"咔嗒"声使其到位。

（9）检查按钮底部与吸引活塞接触良好。若安装不当，在吸引按钮底部与吸引活塞顶部之间存在缝隙，可导致患者组织碎屑从缝隙泄漏或溅出。

2. 开启使用

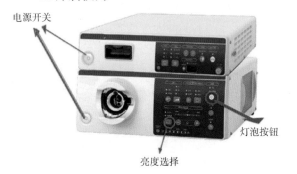

（1）打开电源开关，通过"灯泡按钮"打开灯泡至"ON"，设置"亮度选择"为"AUTO"。

（2）连台手术时光源开关可不关闭，按"灯泡按钮"调整至"STANDBY"，进入待机状态。

3. 调节白平衡

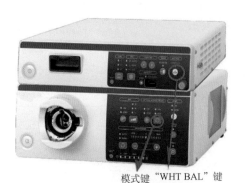

模式键　"WHT BAL"键

（1）将镜头指向白色洁净的平面（如白纱布），按住"WHT BAL"键3秒后，确认白平衡完成，同时"COMPLETE"灯常亮。

（2）NBI白平衡：按下模式键，选择NBI模式（NBI指示灯亮起），按下"WHT BAL"键3秒后确认NBI白平衡完成。再次按下模式键切换至正常模式。

4. 术后处理

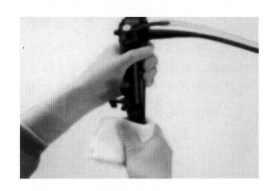

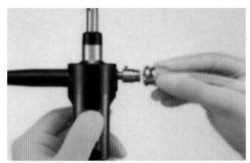

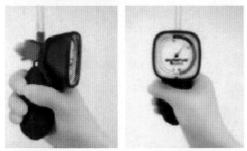

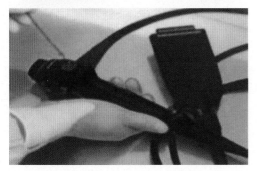

（1）初步清洁

1）用纱布蘸取洗涤液，轻柔地擦拭镜体。

2）吸引洗涤液30秒，再吸引空气10秒。

3）拆除所有可分离附件。

注意：①擦拭镜体时注意动作应轻柔，防止用力过猛破坏弯曲包裹的胶皮。②若无法进行吸引，可用注射器冲洗管道。

（2）侧漏试验

1）将侧漏器连接到内镜的通气接口。

2）挤压气球，直到压力指针停留在绿色区域，期间可将弯曲部调到最大角度，观察30秒。

3）若指针稳定无持续回偏，释放内镜中的气压，拔掉侧漏器。

注意：①侧漏时不要把侧漏器放入水中。②侧漏完毕，记得先释放内镜气压，再拔掉侧漏器，以防高压气体残留在内镜中。③若侧漏发现漏气，请及时联系厂家进行检修。

（3）清洗

1）将内镜完全浸入洗涤液中，用干净纱布擦拭表面。

2）用清洗刷反复刷洗管道，并用注射器注入洗涤液冲洗管道，保持内镜和附件在洗涤液中浸泡5～10分钟。

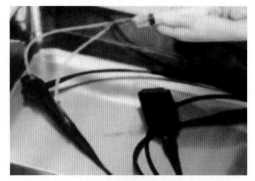

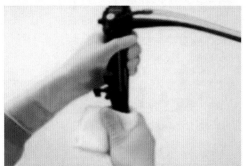

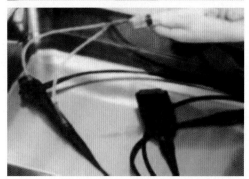

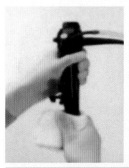
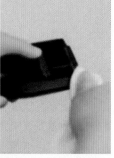

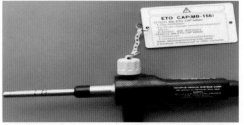

注意：①清洗前一定要把灭菌帽卸下。②请将内镜单独放盘中清洗，不要和其他手术器械混放。③确认清洗刷没有脏污、磨损、扭曲、刷毛脱落等，否则请及时更换。④洗涤液浸泡时间请遵循洗涤液厂商的说明。

（4）漂洗

1）把内镜移入清水中，用干净纱布擦拭表面，抹除残留洗涤液。

2）用注射器注入清水，反复冲洗管道。

注意：如用水枪进行冲洗，请确保水枪压力 ≤ 0.2MPa。

（5）干燥、灭菌

1）把内镜从水中移出，擦干或用气枪吹干所有表面。

2）戴上灭菌帽，进行灭菌。

注意：①如使用气枪进行吹干，请确认气枪压力 ≤ 0.2MPa。②灭菌前一定要将灭菌帽戴上。

第三节　射频消融设备

（一）射频消融设备用途

射频消融设备用于组织和器官（心脏、肝、前列腺等）的消融和凝固。

（二）射频消融设备组成及消融针的型号、配套连接线

1. 射频消融设备组成　由主机和微泵（图11.3.1）、连接线（图11.3.2）及消融针（表11.3.1）组成。

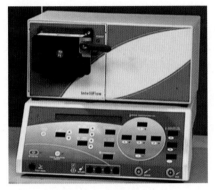

图 11.3.1　主机和微泵

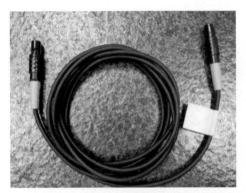

图 11.3.2　连接线

2. 消融针的型号及配套连接线　见表11.3.1。

表 11.3.1　消融针的型号及配套连接线

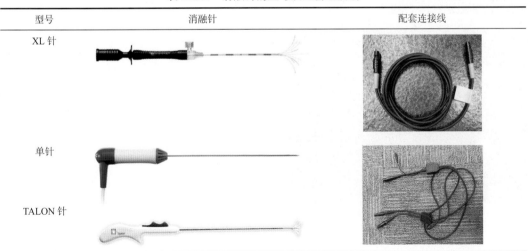

型号	消融针	配套连接线
XL 针		
单针		
TALON 针		

（三）操作流程

1. XL 射频消融针操作流程

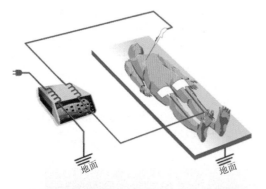

（1）在患者大腿上分别粘贴与消融针配套的中性电极，将中性电极导线连接到设备的"RETURN"接口，确保导线连接稳妥。

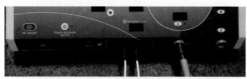

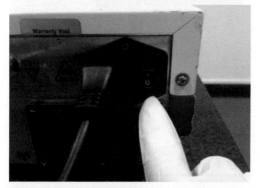

（2）打开主机电源开关。

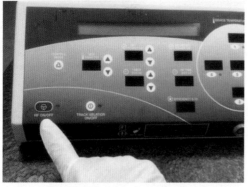

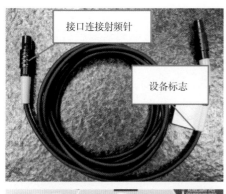

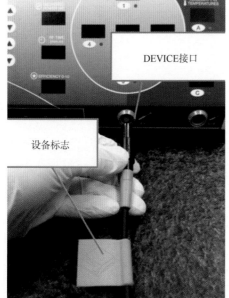

（3）连接消融针及主机：将无设备标识牌的一端接入电极针，有设备标识牌的一端连接到设备"DEVICE"接口。

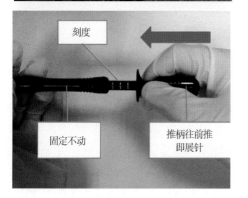

（4）根据需要消融病灶的大小展开消融针。

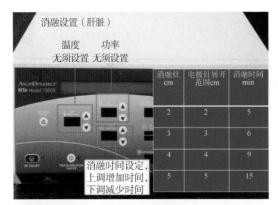

消融灶 cm	电极针展开 范围cm	消融时间 min
2	2	5
3	3	6
4	4	9
5	5	15

（5）根据消融的位置和病灶大小设置消融时间，设置好后按下"RF ON/OFF"蓝色键开始消融。

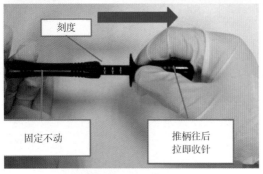

（6）消融结束，将消融针收回鞘内。

注意：①收针时需看到刻度的三角形才算完全收针。②收针过程中感觉有阻力时可以往注水孔稍加生理盐水，再来回抽动即可收针。

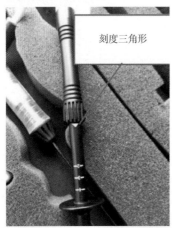

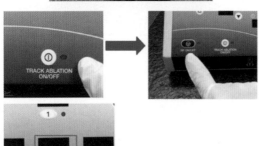

（7）对消融针道进行消融。

1）先按"TRACK ABLATION ON/OFF"（针道消融）白色键，再按"RF ON/OFF"（启动/暂停）键，开始针道消融止血。

2）消融灶5号窗口温度显示在70℃以上时慢慢退针，直至针头退出患者身体。

（8）手术结束，按要求整理仪器设备。

2. 单针及 TALON 消融针操作流程

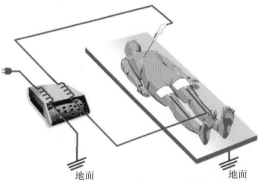

地面　　　　　地面

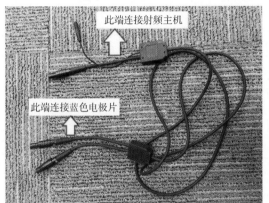

此端连接射频主机

此端连接蓝色电极片

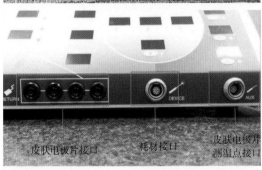

皮肤电极片接口　　　耗材接口　　　皮肤电极片测温点接口

（1）在患者大腿上分别粘贴与消融针配套的中性电极，将中性电极导线连接到设备的"RETURN"和"AUX"接口，确保导线连接稳妥。

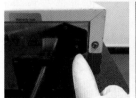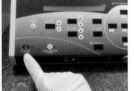

（2）打开主机及微泵的电源开关。

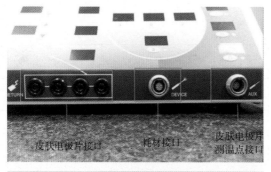

皮肤电极片接口　　　　耗材接口　　　　皮肤电极片
　　　　　　　　　　　　　　　　　　　测温点接口

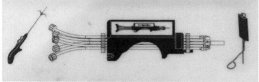

（3）连接消融针及主机：将消融针的蓝色端口接入主机的"DEVICE"接口，另一端接灌洗液，并按图示安装在微泵上。

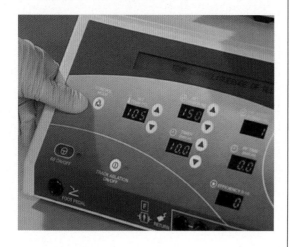

（4）连接后按下"CONTROL MODE"控制方式按钮。

裸露电极调节旋钮　　　　可调节长度的
　　　　　　　　　　　　　裸露电极

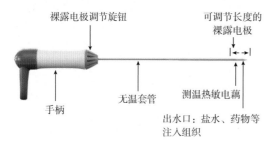

手柄　　　无温套管　　测温热敏电耦
　　　　　　　　　　出水口：盐水、药物等
　　　　　　　　　　注入组织

（5）根据需要消融病灶的大小展开消融针。

1）单针通过旋转裸露电极调节旋钮调整发热电极长度。

2）Talon针通过把手上的蓝色推拉钮调整发热电极针的长度。

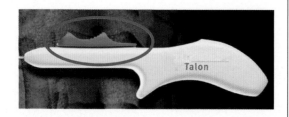

注意：Talon针必须到达需消融病灶的位置后才能展针，退针时也必须先把电极针收回才能退针。

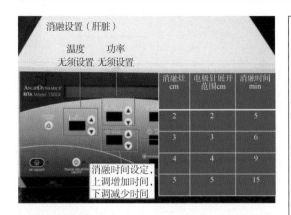

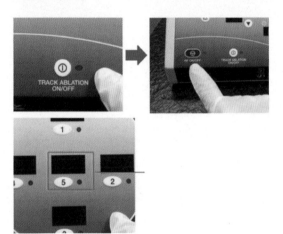

（6）根据消融的位置和病灶大小设置消融时间，设置好后按下"RF ON/OFF"蓝色键开始消融。

（7）对消融针道进行消融。

1）先按"TRACK ABLATION ON/OFF"（针道消融）白色键，再按"RF ON/OFF"（启动/暂停）键，开始针道消融止血。

2）消融灶5号窗口温度显示在70℃以上时，慢慢退针，直至针头退出患者身体。

（8）结束手术，按要求整理仪器设备。

注意：必须将Talon针针头收入针杆后才能退针。

第四节　微波消融治疗仪

（一）微波消融治疗仪用途

微波消融治疗仪用于手术中的止血，以及对增生或病变组织进行凝固。

（二）微波消融治疗仪组成

微波消融治疗仪由主机（图11.4.1）、转换连接电缆（图11.4.2）及热凝消融针（图11.4.3）组成。

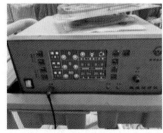

图11.4.1　主机

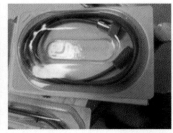

图11.4.2　转换连接电缆

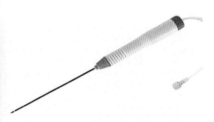

图11.4.3　热凝消融针

（三）操作流程

1. 连接系统

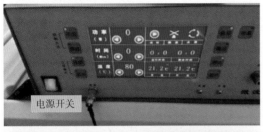

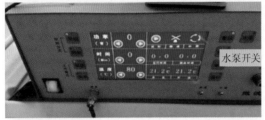

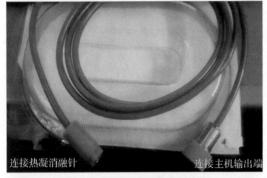

（1）打开电源开关和水泵。

（2）硅胶圆柱形端口连接热凝消融针，另一端连接主机微波输出端。

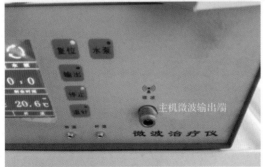

（3）连接水冷系统，保持水冷系统呈开启状态，保证热凝消融针针杆温度低于40℃。

2. 开始使用

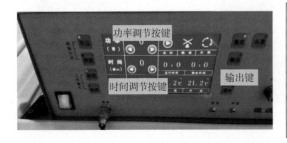

（1）根据消融病灶的位置和大小设置消融时间及功率。

（2）设置完成后按输出键开始消融操作。

（3）消融结束后，保持水冷系统正常运行，再按输出键，进行针道消融止血，慢慢退针，直至针头退出患者身体。

3. 手术结束　按要求整理仪器设备。

第五节　体内冲击波碎石机

（一）体内冲击波碎石机用途

在胆道镜下体内冲击波碎石机可将胆管内较大结石、嵌顿结石于体内打碎，方便取出。

（二）体内冲击波碎石机组成

体内冲击波碎石机由主机（图11.5.1）、脚踏开关（图11.5.2）及碎石电极（图11.5.3）组成。

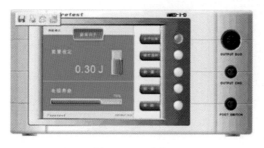

图11.5.1　主机

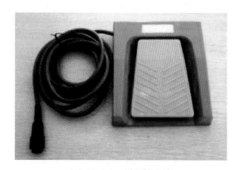

图11.5.2　脚踏开关

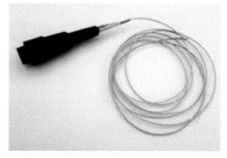

图11.5.3　碎石电极

（三）操作流程

1. 连接碎石电极及脚踏开关

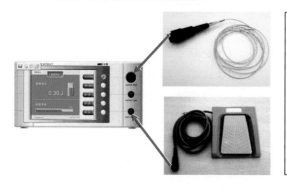

（1）将消毒灭菌后的电极一端接到机器的接口上，注意定位槽位置，然后旋进螺旋帽。

（2）将脚踏开关连接到机器上对应的插口，旋紧螺旋帽。

（3）接通电源。

2. 选择程序

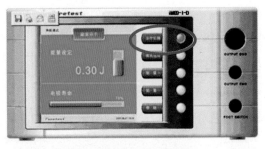

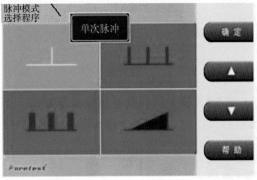

（1）开机后机器进入主界面，自动进入待机状态。

（2）待机状态下按治疗模式键，旁边指示灯亮起，系统进入打击模式界面。

（3）根据结石的硬度、大小选择合适的打击模式。系统共有4种工作模式：单次脉冲、双次脉冲、四连击及变频变幅（OOD）。

3. 选择合适的功率

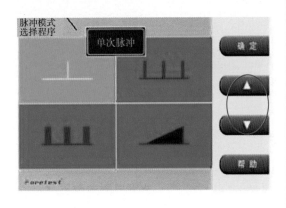

（1）根据主界面的提示选择功率大小，可以先从小功率开始调节，最小功率为0.15J，按"↑"，每次可以增加0.025J，选定后确认。

（2）按右上角的治疗/待机切换键，机器进入治疗界面。

注意：电极金属帽必须对准石头中部表面，周围要充满灌洗液，踩下脚踏开关才可以工作。

4. 术后拆卸

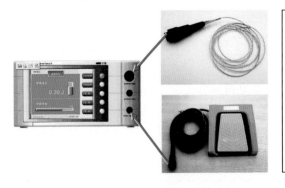

（1）分离各组件。

（2）关闭主机电源。

（3）碎石电极清洗后低温等离子灭菌备用。

（四）使用注意事项

（1）为了保证电极工作时的安全性，对电极设计了使用寿命，当电极使用寿命只剩10%时，系统自动提醒更换新电极。

（2）电极不可以高温高压处理，只能低温等离子处理或用环氧乙烷消毒。

（3）电极工作时，电极前端周围要充满生理盐水。

第六节　真空辅助乳腺微创旋切系统

（一）真空辅助乳腺微创旋切系统用途

真空辅助乳腺微创旋切系统通过微创方式将乳腺组织可疑病灶完全或部分切除，以获取乳腺的组织学标本。

（二）真空辅助乳腺微创旋切系统组成

真空辅助乳腺微创旋切系统由主机、旋切刀及真空抽吸泵（图11.6.1）组成。

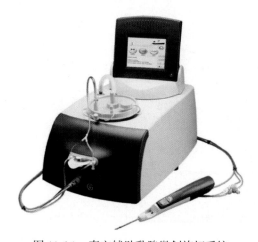

图11.6.1　真空辅助乳腺微创旋切系统

（三）操作流程

1. 正确连接

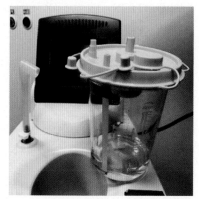

（1）连接主机与电源，使设备处于正常备用状态。

（2）于真空抽吸桶内装入200ml清水。

（3）连接管道，拧紧桶盖。

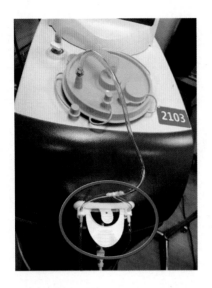

（4）将旋切刀连接至真空抽吸桶，安装卡座时，听到"嗒"一声，证明锁扣已锁住。

2. 设置参数

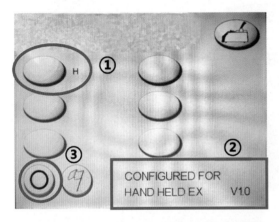

（1）按①开启机器。
（2）②处显示当前旋切刀。
（3）按③进入设置界面。

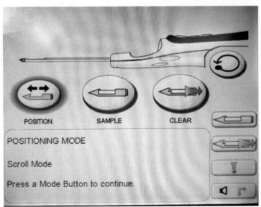

（4）根据手术情况选择操作方式。
1）POSITION：定位。
2）SAMPLE：取样。
3）CLEAR：清洗。

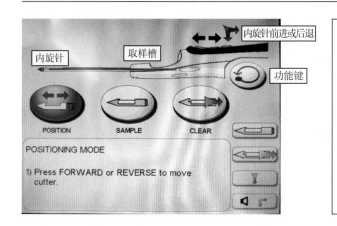

（5）显示屏上显示对应操作的图示。

3. 更换器械

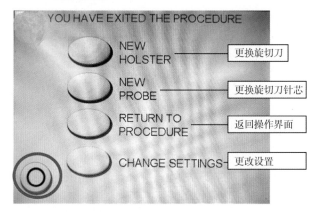

需要更换器械或针芯时，按功能键调出相应界面，根据需求选择相应功能。

4. 术后整理

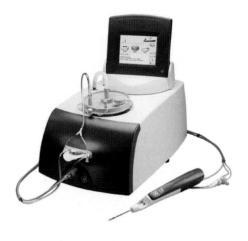

（1）按操作界面关机键，关闭电源开关。

（2）拆除卡座及针芯，清洁真空抽吸桶。

（3）按要求整理设备，填写使用登记本。

（四）使用注意事项

（1）连好针后，建议将旋切针覆盖取样槽一半左右，将针头浸入生理盐水中，按"vac"键抽吸几次，使得管路中都有水流经过。

（2）进出刀时，使内旋针将取样槽完全覆盖。

（3）取样模式下，需等进刀完全后再按退刀键。

（4）手术过程中，将手柄平放，防止血液倒流入手柄，及时擦掉针头的血。

（5）保持负压管路通畅，经常选择抽吸或"clear"模式，术中如果有组织吸入负压管，需及时清理。

（6）及时倾倒负压桶，避免桶内液体超过容量的1/3。

（7）操作环境温度不宜过高，建议在有空调的房间操作。

（邓晨晖　刘燕君　陈凌武　杨朝蓉）

第十二章 妇科专用设备

第一节 宫 腔 镜

（一）宫腔镜用途

宫腔镜是用于子宫腔内检查和治疗的一种纤维光源内镜，其利用镜体的前部进入宫腔，对所观察的部位具有放大效应。直观、准确的特点使其成为妇科出血性疾病和宫内病变的首选检查方法。

（二）宫腔镜组成

宫腔镜由医用内镜系统（图 12.1.1）、检查镜（图 12.1.2）及电切镜（图 12.1.3）组成。

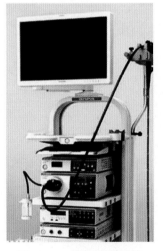

图 12.1.1　医用内镜系统

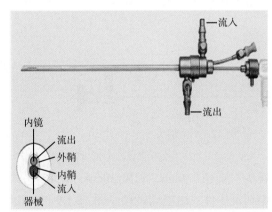

图 12.1.2　检查镜

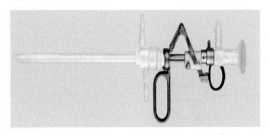

图 12.1.3　电切镜

1. 检查镜的组成　由镜头（图 12.1.4）及检查镜鞘（图 12.1.5）组成。

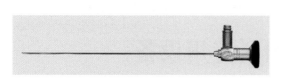

图 12.1.4 镜头

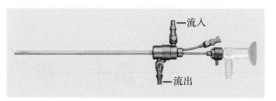

图 12.1.5 检查镜鞘

（1）镜头：直径 2.9mm，长度 30cm，有 0°、12°、30° 等多个角度。

（2）检查镜鞘（图 12.1.6）：具有灌洗液流入、流出通道及钳子管道，可同时进行操作。

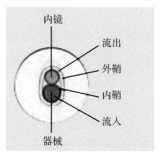

图 12.1.6 检查镜鞘

2. 电切镜的组成 由镜头（图 12.1.7）及电切镜手件（图 12.1.8）组成。

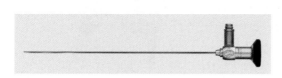

图 12.1.7 镜头

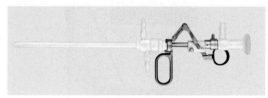

图 12.1.8 电切镜手件

（1）镜头：直径 2.9mm，长度 30cm，有 12°、30° 等多个角度。

（2）电切镜手件：由电切镜鞘（图 12.1.9）及电切环（图 12.1.10）组成。

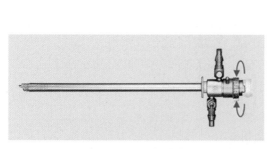

图 12.1.9 电切镜鞘

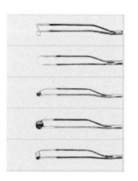
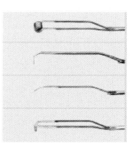

图 12.1.10 电切环

（三）操作流程

1. 连接检查镜并检查镜鞘

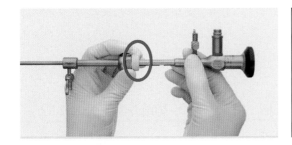

注意：①宫腔镜检查术时仅需要连接检查镜。②连接前注意观察密封圈是否完整，否则需立即更换，避免造成灌洗液倒流，影响术野。③连接时必须平行进入，避免损伤镜头。

2. 连接电切镜

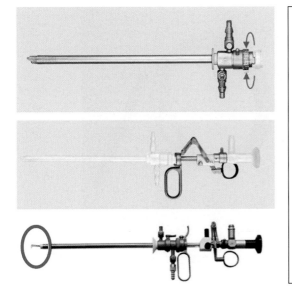

（1）连接电切镜手件及电切镜鞘，向右旋转，使卡槽卡紧。

（2）连接镜头与电切镜手件。

（3）从电切镜鞘底部接入电切环。

注意：①连接时务必旋转卡牢，连接好后轻轻向两端拉，确定是否连接牢靠。②连接时必须平行进入，避免损伤镜头及电切环。

同第四章第九节"医用内镜"相关内容。

3. 连接摄像系统

4. 连接冷光源

5. 连接内镜膨腔泵

注意：使用内镜膨腔泵时，控制灌注速度为 200 ～ 400ml/min，维持宫腔内压力 < 150mmHg。

6. 连接高频手术设备

同第四章第五节"高频电外科手术系统"相关内容。

第二节　LEEP 刀

（一）LEEP 刀用途

LEEP 刀可用于治疗各种宫颈病变。

（二）LEEP 刀组成

1. LEEP 刀组成　由主机（图 12.2.1）、手柄（图 12.2.2）、脚踏开关（图 12.2.3）、中性电极（图 12.2.4）组成。

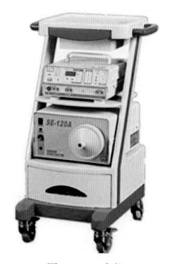

图 12.2.1　主机

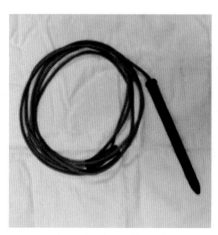

图 12.2.2　手柄

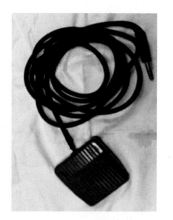

图 12.2.3　脚踏开关

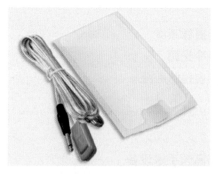

图 12.2.4　中性电极

2. LEEP 刀刀头种类及型号　见图 12.2.5。

刀形	69mm	150mm	—	三角形	—	150mm	15×10mm；17×12mm；18×11mm；20×15mm
方形	—	150mm	15×5mm；15×8mm；15×10mm 10×5mm；10×8mm；10×10mm 20×5mm；20×10mm；20×15mm 25×10mm；25×15mm；25×20mm；	球形	69mm	150mm	φ3mm和φ5mm可选
环形	—	150mm	10×5mm；10×8mm；10×10mm； 15×5mm；15×8mm；15×10mm； 15×15mm；20×10mm；20×15mm； 20×20mm；25×10mm；25×15mm； 25×20mm；25×25mm	针形	69mm	150mm	—

图 12.2.5　刀头种类及型号

（三）操作流程

1. 安装 LEEP 刀刀头

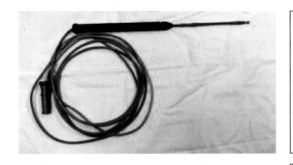

直接将刀头插入手柄。

注意：安装前检查绝缘层是否完整，绝缘层有剥落现象时必须及时更换。

2. 连接主机
3. 连接中性电极
4. 使用脚踏开关进行组织切割及凝血操作

同第四章第五节"高频电外科手术系统"相关内容。

注意：尽可能选择较低的输出功率以达到预期目的。

5. 术中及时清洁刀头

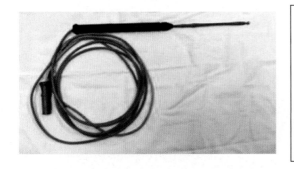

（1）及时清理刀头上的焦痂，避免因焦痂过多而影响术中使用效果。
（2）使用浸泡生理盐水的纱布清洁刀头。

注意：清洁过程中不能使用手术刀刮削刀头，避免破坏刀头绝缘层导致患者副损伤。

6. 术后拆卸

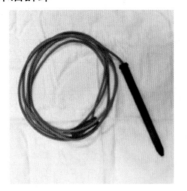

（1）关闭主机，拆卸刀头。
（2）手柄盘状收纳、清洁、灭菌。

第三节　锐　扶　刀

（一）锐扶刀用途

锐扶刀用于微创治疗宫颈糜烂、宫颈囊肿、宫颈息肉、宫颈肥大、尖锐湿疣。

（二）锐扶刀组成

1. 锐扶刀组成　由主机（图 12.3.1）、脚踏开关（图 12.3.2）、中性电极（图 12.3.3）及锐扶刀刀具组成。

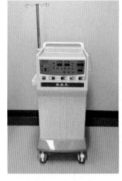
图 12.3.1　主机

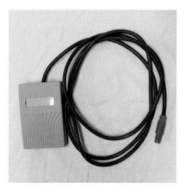
图 12.3.2　脚踏开关

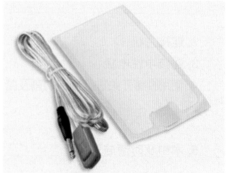
图 12.3.3　中性电极

2. 锐扶刀刀具

（1）凝固手术电极（图 12.3.4）及操作手柄（图 12.3.5）

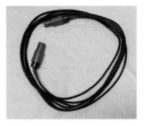
图 12.3.4　凝固手术电极

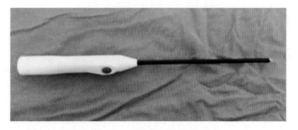
图 12.3.5　凝固手术操作手柄

（2）切割手术电极（图 12.3.6）及操作手柄（图 12.3.7）

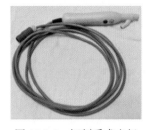

图 12.3.6 切割手术电极

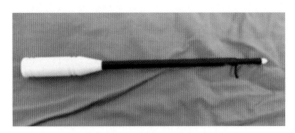

图 12.3.7 切割手术操作手柄

（3）柯凝卡手术电极（图 12.3.8）及操作手柄（图 12.3.9）

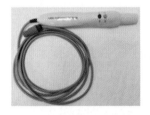

图 12.3.8 柯凝卡手术电极

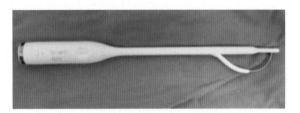

图 12.3.9 柯凝卡操作手柄

（三）操作流程

1. 锐扶刀刀头的安装

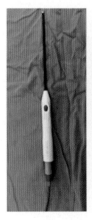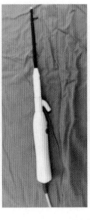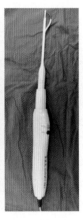

（1）一手垂直固定手柄，另一手垂直刀头，使刀头与手柄自然对接。

（2）采用直插方式，顺着定位孔向下或点对点连接。

注意：①不同的手术电极头连接相应的操作手柄。②安装前检查绝缘层是否完整，绝缘层有剥落现象时必须及时更换。

2. 连接主机

3. 连接中性电极

4. 使用脚踏开关进行操作

5. 术中保持刀头的清洁

同第四章第五节"高频电外科手术系统"相关内容。

6. 术后拆卸

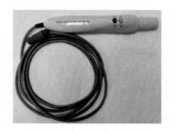

关闭主机，拆卸刀头。

注意：手柄使用后不能浸泡清洁，避免液体进入手柄，造成短路，使设备损坏。

第四节 电动子宫切除器

（一）电动子宫切除器用途

电动子宫切除器可与医用内镜系统配套用于子宫切除术或子宫肌瘤剔除术。

（二）电动子宫切除器组成

1. 电动子宫切除器 由医用内镜系统（图 12.4.1）、控制器（图 12.4.2）、手持电机（图 12.4.3）、连接电缆（图 12.4.4）及手术器械组成。

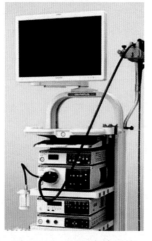

图 12.4.1 医用内镜系统

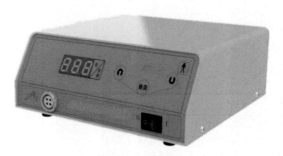

图 12.4.2 控制器

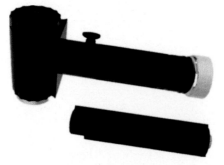

图 12.4.3 手持电机

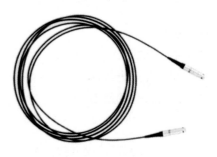

图 12.4.4 连接电缆

2. 手术器械　由穿刺器套管（图 12.4.5）、扩张器（图 12.4.6）、引导棒（图 12.4.7）、转换器（图 12.4.8）、肌瘤钻（图 12.4.9）、抓钳（图 12.4.10）及切割刀管（图 12.4.11）组成。

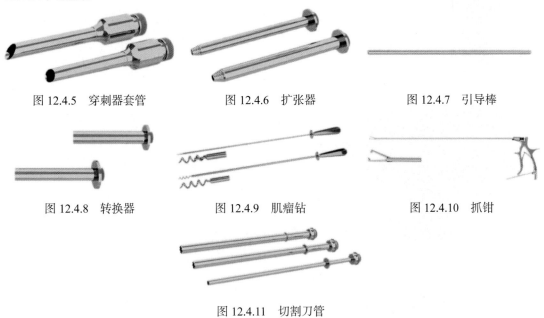

图 12.4.5　穿刺器套管　　　　　图 12.4.6　扩张器　　　　　图 12.4.7　引导棒

图 12.4.8　转换器　　　　　图 12.4.9　肌瘤钻　　　　　图 12.4.10　抓钳

图 12.4.11　切割刀管

（三）操作流程

1. 连接机器

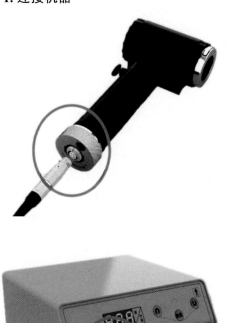

（1）将手持电机红点和连接电缆红点对齐插入，听到"咔"一声，即卡紧。

（2）将电缆的另一端红点与控制器接口红点对齐插入，听到"咔"一声，即卡紧。

2. 将手术器械接入手持电机

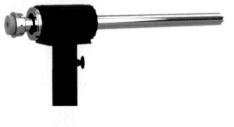

（1）将切割刀管从手持电机金属端插入到手持电机中。

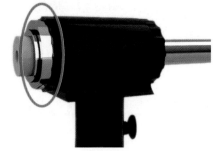

（2）旋转锁定卡扣。

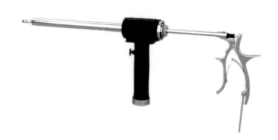

（3）将大抓钳插入切割刀管中。

3. 开启控制器

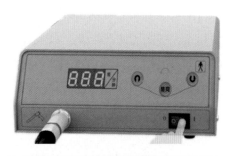

（1）开启控制器主机。

注意：①严禁将控制器放置于不稳定的工作台上，防止因工作震动时跌落，损坏机器。②因控制器使用时会轻微晃动，所以不得在控制台上放置任何东西。

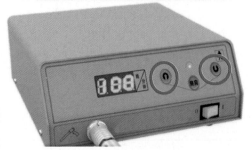

（2）根据临床需求，按"↑""↓"按钮调节切割刀管的转速。

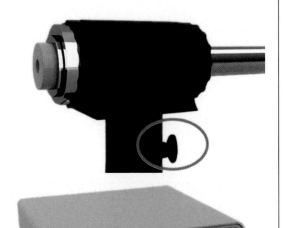

（3）按动手持电机上的开关，切割刀管开始转动。

注意：测试时，切割刀管口朝下，切勿对着人员或触碰其他物体，避免人员损伤或切割刀管损坏。

（4）按动控制器的"转向"按钮，调节切割刀管的转动方向。指示灯常灭时，切割刀管为顺时针转动；指示灯常亮时，切割刀管为逆时针转动。

4. 术中使用

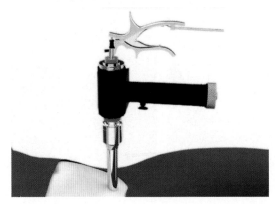

持续按住手持电机上的开关，让抓钳固定组织与旋转的切割刀管对组织做切割运动。

注意：①抓钳抓取组织后必须完全缩进切割刀管内，方可启动手持电机，否则会使切割刀管头与抓钳头相碰，损坏刀头。②抓钳外径不得大于切割刀管的内径，否则容易损伤切割刀管刀头。

5. 术后拆卸

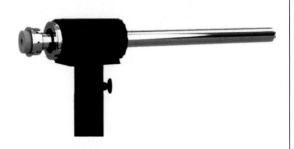

（1）关闭主机。
（2）松开锁定卡扣，取出切割刀管。
（3）依次分离手持电机及连接电缆，分类放置，按要求处理。

注意：手持电机不得浸入水中，防止液体进入电动马达内芯，造成损坏。

（刘艳玲　钟　奕　陈凌武）

第十三章　泌尿外科专用设备

第一节　肾　镜

（一）肾镜用途

肾镜可通过在患者腰部建立的一条从皮肤到肾脏的通道插入肾脏，利用激光、超声等碎石工具将肾结石击碎取出。

（二）肾镜组成

由医用内镜系统（图13.1.1）、镜头（图13.1.2）及密封帽（图13.1.3）组成。

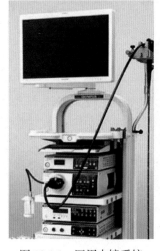
图 13.1.1　医用内镜系统

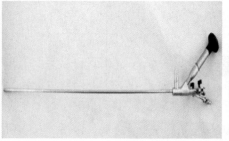
图 13.1.2　镜头

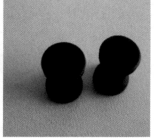
图 13.1.3　密封帽

（三）操作流程

1. 连接镜头

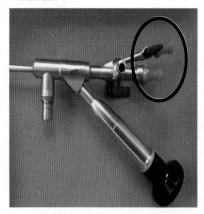

（1）检查各部件是否完整，螺丝是否松动缺失，对光检查物镜与目镜镜头是否正常。

（2）将密封帽接入操作孔。

注意：①连接前注意观察密封帽是否完整，否则需立即更换，避免造成灌洗液倒流，影响术野。②连接时轻拿轻放，严禁暴力或多次扭动，避免造成镜头损坏。

2.连接摄像系统

3.连接冷光源

4.连接内镜膨腔泵

> 同第四章第九节"医用内镜"相关内容。

5.连接碎石设备

> 同第十三章第六节"腔内气压弹道碎石机"相关内容或第十三章第七节"钬激光治疗仪"相关内容。

第二节　输尿管镜

（一）输尿管镜用途

输尿管镜为一细长的窥镜，经尿道、膀胱、输尿管口进入直径 0.2 ～ 0.5cm 的输尿管，在直视下或借助电视监视系统，可以很清晰地观察输尿管内的病变，如结石、肿瘤等，从而对输尿管疾病进行诊断与治疗。

（二）输尿管镜组成

输尿管镜由医用内镜系统（图 13.2.1）、密封帽、连接桥、镜头及镜体（图 13.2.2）组成。

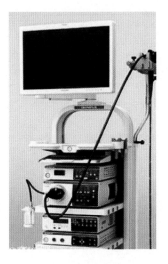

图 13.2.1　医用内镜系统

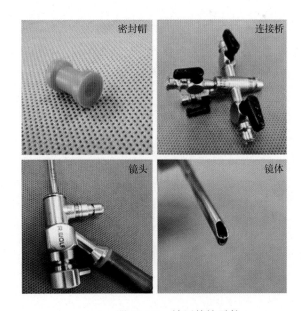

图 13.2.2　输尿管镜零件

（三）操作流程

1. 连接镜头

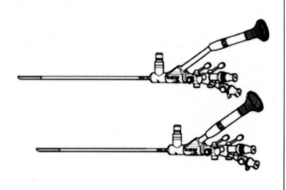

（1）检查各部件是否完整，螺丝是否松动缺失，对光检查物镜与目镜镜头是否正常。

（2）将连接桥插入镜体，旋紧开关。

（3）将密封帽安装在连接桥的两个操作孔上。

注意：①连接前注意观察密封帽是否完整，否则需立即更换，避免造成灌洗液倒流，影响术野。②连接时轻拿轻放，严禁暴力或多次扭动，避免造成镜头损坏。

2. 连接摄像系统

3. 连接冷光源

4. 连接内镜膨腔泵

同第四章第九节"医用内镜"相关内容。

5. 连接碎石设备

同第十三章第六节"腔内气压弹道碎石机"相关内容或第十三章第七节"钬激光治疗仪"相关内容。

第三节　膀　胱　镜

（一）膀胱镜用途

膀胱镜用于泌尿科尿道、膀胱的检查和治疗。

（二）膀胱镜组成

膀胱镜由医用内镜系统（图 13.3.1）、镜头、内鞘、外鞘、闭孔器及密封帽（图 13.3.2）组成。

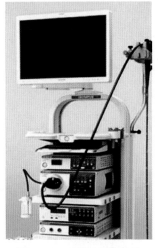

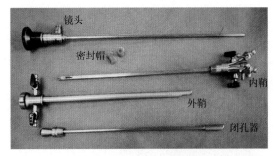

图 13.3.1　医用内镜系统　　　　　图 13.3.2　膀胱镜零件

（三）操作流程

1. 连接镜头

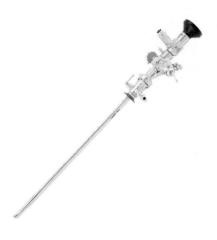

（1）检查各部件是否完整，螺丝是否松动缺失，对光检查物镜与目镜镜头是否正常。

（2）将内鞘插入外鞘中，听到"咔"一声即可。

（3）将密封帽安装在内鞘排水孔上。

（4）将闭孔器插入内鞘。

（5）进入膀胱后将内鞘拔除，导入镜头。

注意：①连接前注意观察密封帽是否完整，否则需立即更换，避免造成灌洗液倒流，影响术野。②连接时轻拿轻放，严禁暴力或多次扭动，避免造成镜头损坏。

2. 连接摄像系统
3. 连接冷光源
4. 连接内镜膨腔泵

同第四章第九节"医用内镜"相关内容。

5. 连接碎石设备或高频手术设备

同第十三章第六节"腔内气压弹道碎石机"或第十三章第七节"钬激光治疗仪"相关内容。

同第四章第五节"高频电外科手术系统"相关内容。

第四节 尿 道 镜

（一）尿道镜用途

尿道镜用于泌尿科尿道、膀胱的检查和治疗。

（二）尿道镜组成

尿道镜由医用内镜系统（图 13.4.1）、镜头、内鞘、外鞘、闭孔器、连接桥及密封帽（图 13.4.2）组成。

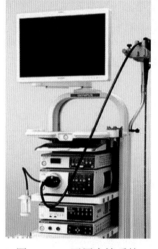

图 13.4.1 医用内镜系统

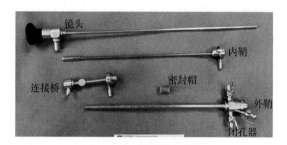

图 13.4.2 尿道镜零件

（三）操作流程

1. 连接镜头

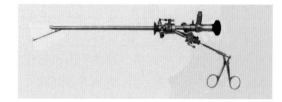

（1）检查各部件是否完整，螺丝是否松动缺失，对光检查物镜与目镜镜头是否正常。

（2）将内鞘插入外鞘中，听到"咔"一声即可。

（3）将密封帽安装在内鞘排水孔上。

（4）将闭孔器插入内鞘。

（5）进入膀胱后将内鞘拔除，导入镜头。

注意：①连接前注意观察密封帽是否完整，若不完整，需立即更换，避免造成灌洗液倒流，影响术野。②连接时轻拿轻放，严禁暴力或多次扭动，避免造成镜头损坏。

2. 连接摄像系统

3. 连接冷光源

4. 连接内镜膨腔泵

> 同第四章第九节"医用内镜"相关内容。

5. 连接碎石设备或高频手术设备

> 同第十三章第六节"腔内气压弹道碎石机"或第十三章第七节"钬激光治疗仪"相关内容。

> 同第四章第五节"高频电外科手术系统"相关内容。

第五节　前列腺电切内镜

（一）前列腺电切内镜用途

前列腺电切内镜用于切除前列腺瘤或结石。

（二）前列腺电切内镜组成

前列腺电切内镜由医用内镜系统（图 13.5.1）、镜头、内鞘、外鞘、闭孔器、操作手柄、虹吸壶及电切环（图 13.5.2）组成。

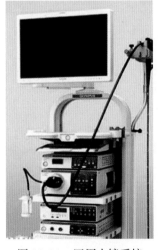

图 13.5.1　医用内镜系统

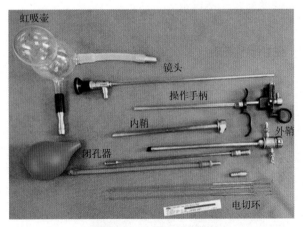

图 13.5.2　尿道镜零件

（三）操作流程

1. 连接镜头

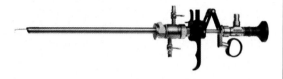

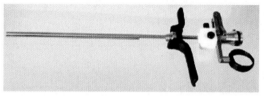

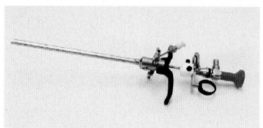

（1）检查各部件是否完整，螺丝是否松动缺失，对光检查物镜与目镜镜头是否正常。

（2）将内鞘插入外鞘中，听到"咔"一声即可。

（3）将操作手柄插入内鞘，旋紧开关。

（4）按下操作手柄上的圆形黑色按钮，将电切环由操作器头端水平送入操作器。

（5）将镜头导入操作器旋紧开关。

注意：连接时轻拿轻放，严禁暴力或多次扭动，避免造成镜头损坏。

2. 连接摄像系统
3. 连接冷光源
4. 连接内镜膨腔泵
5. 连接高频手术设备

同第四章第九节"医用内镜"相关内容。

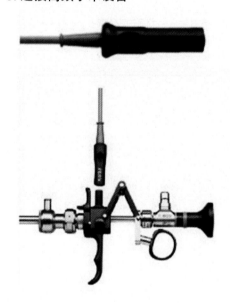

（1）将单极导线电缆近端接入操作器电凝口。

（2）余同第四章第五节"高频电外科手术系统"相关内容。

6. 使用虹吸壶吸出切下的病理标本

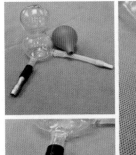

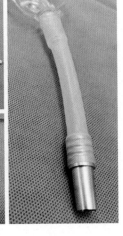

虹吸壶内先装满灌注液,利用虹吸原理将膀胱中的组织碎块吸入虹吸壶内。

第六节　腔内气压弹道碎石机

(一)腔内气压弹道碎石机用途

压缩空气经空气注入口进入弹道内,使弹头高速运动反复撞击碎石装置手柄内的撞击杆(治疗探针),继而使探针产生纵向振动,击碎结石。其频率为 12 ~ 16Hz,较超声波低得多。为了提高碎石效率,必须增大振幅,故其振幅远较超声波碎石器大。探针前后振动不超过 1.0 ~ 2.0mm。探针直径有 0.8mm、1.0mm、1.6 mm、2.0mm 等几种。

(二)腔内气压弹道碎石机组成及面板功能

1. 腔内气压弹道碎石机组成　由压缩空气泵、气压弹道主机、弹道手柄及弹道针(图 13.6.1,图 13.6.2)组成。

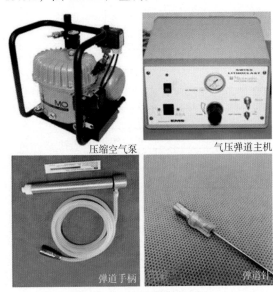

压缩空气泵　　　气压弹道主机

弹道手柄　　　弹道针

图 13.6.1　气压弹道碎石机

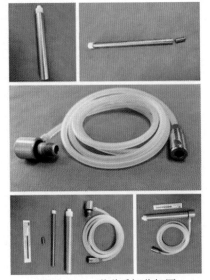

图 13.6.2　弹道手柄分解图

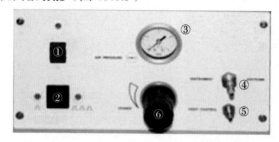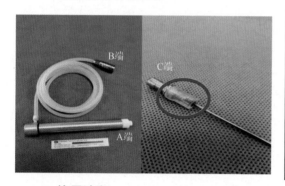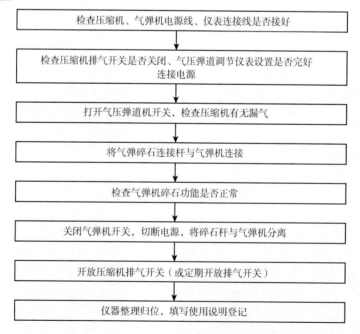

2. 气压弹道碎石机面板功能（图 13.6.3）

图 13.6.3　气压弹道碎石机面板

①主机电源开关；②碎石模式：连续碎石，按键左侧指示灯亮起；间断碎石，按键右侧指示灯亮起；③气压压力表；④弹道手柄连接端；⑤脚踏开关连接端；⑥气体压力调节旋钮

（三）操作流程

1. 弹道针与手柄连接

（1）将弹道手柄 A 端的白色胶帽旋出，插入弹道针 C 端，再将白色胶帽套入弹道针旋紧。

（2）B 端连接弹道主机。

注意：①使用前必须确保空气压缩泵的开关处于开启状态。②弹道针上的透明胶套不能丢失，否则会失去弹道效果。③空气压缩机的压力范围为 150～200kPa。

2. 使用流程

检查压缩机、气弹机电源线、仪表连接线是否接好

检查压缩机排气开关是否关闭、气压弹道调节仪表设置是否完好
连接电源

打开气压弹道机开关，检查压缩机有无漏气

将气弹碎石连接杆与气弹机连接

检查气弹机碎石功能是否正常

关闭气弹机开关，切断电源，将碎石杆与气弹机分离

开放压缩机排气开关（或定期开放排气开关）

仪器整理归位，填写使用说明登记

第七节　钬激光治疗仪

（一）钬激光治疗仪用途

钬激光治疗仪用于泌尿系统内碎石、狭窄部内切开及浅表肿瘤的烧灼。

（二）钬激光治疗仪组成

钬激光治疗仪由带脚踏开关的主机（图13.7.1）及钬激光光纤（图13.7.2）组成。

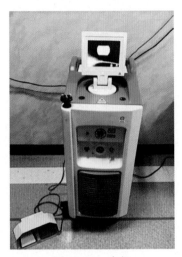

图13.7.1　主机

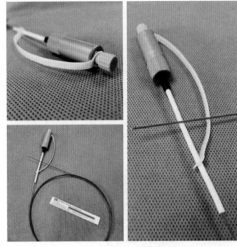

图13.7.2　钬激光光纤

（三）使用方法

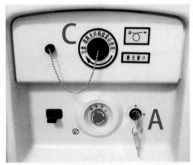

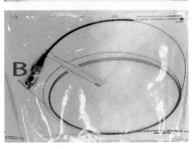

（1）将机身电源钥匙开关（A）顺时针旋转，启动主机。

（2）拔除钬激光保护盖（C），将钬激光光纤柄（B）接入，并顺时针旋紧。

（3）设置钬激光能量：脉冲能量0.6～1.2J；频率6～15Hz；平均能量4.8～18W。

（4）碎石结束后，逆时针旋出光纤柄，盖回钬激光保护盖（C），将钥匙开关（A）逆时针旋转，关闭主机。

（杨　春　张志慧　孙红玲）

第十四章　骨科专用设备

第一节　关节镜系统

（一）关节镜系统用途

关节镜可通过内镜观察关节内的病变情况，如发现有病损，则在内镜的监视下经孔放入手术器械，去除病损或进行关节的清理和修复。

（二）关节镜系统组成

1.关节镜系统组成　由医用内镜系统（图14.1.1）、刨削系统（图14.1.2）、关节膨腔泵（图14.1.3）、射频消融系统（图14.1.4）组成。

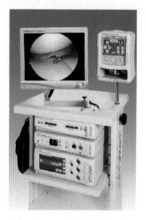

图 14.1.1　医用内镜系统

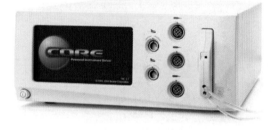

图 14.1.2　刨削系统

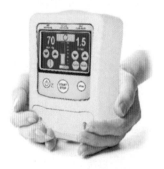

图 14.1.3　关节膨腔泵

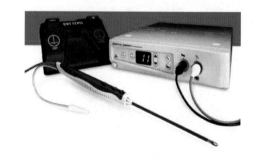

图 14.1.4　射频消融系统

2.医用内镜系统镜头种类

（1）常见镜头：常规目镜镜头（图14.1.5）及可直接调焦镜头（图14.1.6）。

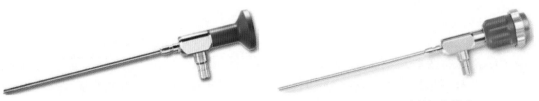

图 14.1.5　常规目镜镜头　　　　　　　　　图 14.1.6　可直接调焦镜头

（2）镜头常用参数

1）外径尺寸：4mm、2.7mm、2.3mm、1.9mm。

2）工作长度：140mm、165mm、120mm、75mm、72mm、58mm。

3）光源方向：标准方向、相反方向。

4）视角：0°、30°、45°、70°。

3.刨削系统的组成　由主机（图 14.1.7）、刨削手机（图 14.1.8）、脚踏开关（图 14.1.9）及各型号刨刀头（图 14.1.10）、磨头（图 14.1.11）组成。

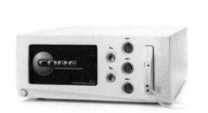

图 14.1.7　主机

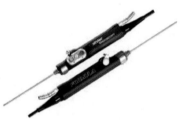

图 14.1.8　刨削手机

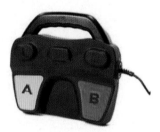

图 14.1.9　脚踏开关

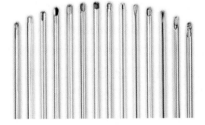

图 14.1.10　刨刀头

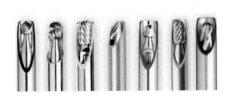

图 14.1.11　磨头

4.射频消融系统的组成　由主机（图 14.1.12）、脚踏开关（图 14.1.13）、射频消融头（图 14.1.14）组成。

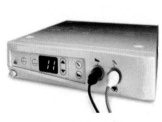

图 14.1.12　主机

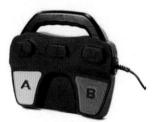

图 14.1.13　脚踏开关

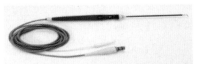

图 14.1.14　射频消融头

（三）操作流程

1. 设备连接

（1）连接摄像系统

（2）连接冷光源

（3）连接刨削系统

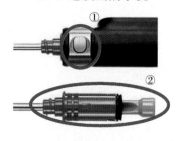
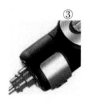

> 同第四章第九节"医用内镜"相关内容。

> （1）将手机接入刨削主机。
> （2）按下释放按钮①，将刨刀头底座②送入刨削手机，直至刨刀头没入底座，释放按钮自动弹起，达到③效果。

（4）连接关节膨腔泵

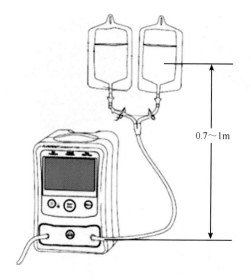

0.7～1m

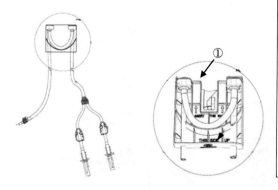

> 将"Y"形冲水管连接 2 袋 3000ml 生理盐水，接入关节膨腔泵。
>
> 注意：①一定要保证灌注液在关节腔内，不得外渗，否则可压迫关节腔，影响充盈效果。②保持灌注压力，确保进出水通畅，防止断流而影响视野。③压力及流量推荐如下。④"Y"形冲水管一端接入生理盐水；一端通过滚动轴，接入手术器械。⑤冲水管通过滚动管及压力感应装置①时必须保持通畅，避免弯曲、折断。⑥调节流量设定旋钮和压力设定旋钮，使转轮快速转动，将液体抽至充满全部胶管，并保持冲洗 20 ～ 30 秒，以排出管内空气。

手术模式	压力（mmHg）	流量（L/min）
小关节手术	35	1.0
膝关节手术	70	1.5
肩关节手术	50	1.0

（5）连接射频消融系统

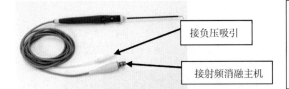

接负压吸引

接射频消融主机

> 射频消融头导线末端分为两端：一端接入主机；另一端接负压吸引。

2. 操作步骤

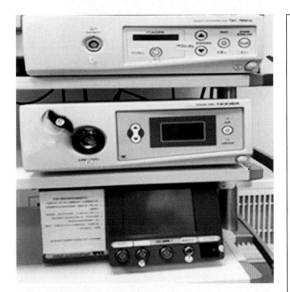

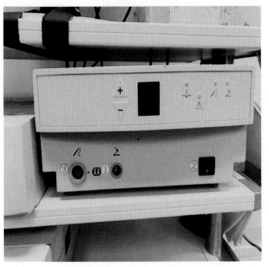

（1）连接电源总开关。

（2）开启已灭菌关节镜附件，将关节镜系统摆放于健侧肢体旁。

（3）器械护士依次将吸引管、刨削刀线、等离子线、导光束固定于手术台上，将连接设备端交给巡回护士。

（4）巡回护士依次连接吸引管、刨削刀线、等离子线、导光束、刨削刀控制踏板、等离子机控制脚踏。

（5）打开各主机的电源开关。

（6）设备自检，待显示屏停止闪烁后按光源系统上的"Standby"键。

（7）术毕关闭各主机电源开关，拔除电源插头。

（8）清洁、整理设备。

（9）按规范要求对关节镜手术特殊器械、关节镜镜头、导光束、刨削刀及等离子刀头等进行清洗消毒灭菌。

第二节　腰椎间盘镜

（一）腰椎间盘镜用途

腰椎间盘镜主要用于后路微创式椎间盘突出症切除术的镜下监视，以更好地观察微小、易被忽略的病变，使手术更加彻底，并减小手术创伤。

（二）腰椎间盘镜组成

腰椎间盘镜由医用内镜系统（图 14.2.1）及镜下手术器械（图 14.2.2）组成。

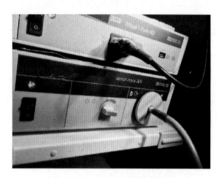

图 14.2.1 医用内镜系统

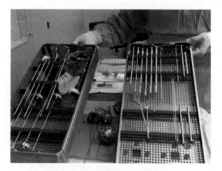

图 14.2.2 镜下手术器械

（三）操作流程

1. 设备连接

（1）连接摄像系统。

（2）连接冷光源。

2. 使用步骤

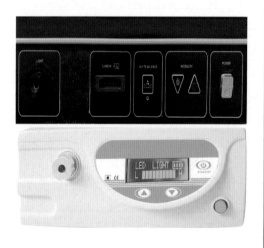

同第四章第九节"医用内镜"相关内容。

（1）连接电源总开关。

（2）打开电源开关。

（3）设备自检，待显示屏停止闪烁后按光源系统上的"Standby"键。

（4）长按摄像系统的"WHITE BALANCE"键进行白平衡。

（5）术毕关闭显示器、光源系统、摄像系统、双极电凝系统电源开关，拔除电源插头。

（6）清洁、整理设备。

（7）按规范要求对椎间盘镜手术特殊器械、椎间盘镜镜头、导光束、双极电凝等进行清洗消毒灭菌。

第三节 椎间孔镜

（一）椎间孔镜用途

椎间孔镜用于在椎间盘纤维环之外做手术，在内镜直视下可以清楚地看到突出的髓核、神经根、硬膜囊和增生的骨组织，然后使用各类抓钳摘除突出组织、镜下去除骨质，用射频电极修复破损纤维环。其手术创伤小，是同类手术中对患者创伤最小、效果最好的椎间盘突出微创疗法。

（二）椎间孔镜组成

椎间孔镜由内镜系统（图14.3.1）、等离子系统（图14.3.2）、镜下手术器械（图14.3.3）等组成。

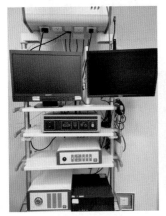

图14.3.1　内镜系统

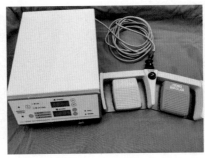

图14.3.2　等离子系统

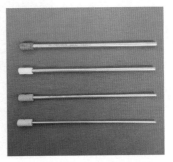

图14.3.3　镜下手术器械

（三）操作流程

1. 正确连接

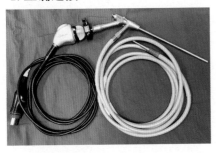

（1）连接电源总开关。

（2）将镜头与摄像头、冷光源导光束相连。

（3）将各电缆接入医用内镜系统。

2. 使用步骤

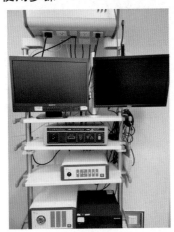

（1）打开电源开关。

（2）设备自检，待显示屏停止闪烁后按光源系统上的"Standby"键。

（3）术毕关掉电源开关，拔除电源插头。

（4）清洁、整理设备。

（5）按规范要求整理设备，并清洁消毒。

第四节　高速骨动力系统

（一）高速骨动力系统用途

高速骨动力系统用于对人体骨骼进行切割、钻孔、扩孔。

（二）高速骨动力系统组成

1. 高速骨动力系统的组成　由手持手机（图 14.4.1）、电池（图 14.4.2）及各功能工具头组成。

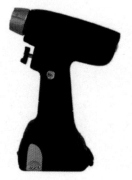

图 14.4.1　手持手机

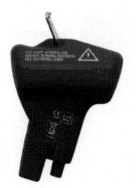

图 14.4.2　电池

2. 工具头种类

（1）钻头夹（图 14.4.3）：适用于对人体骨骼进行钻孔、扩孔。

配套工具：钻头、空心钻、克氏针等。

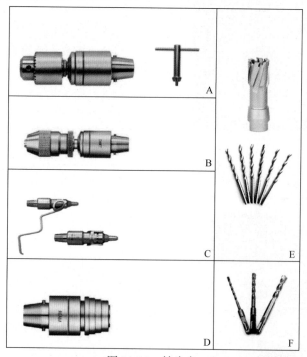

图 14.4.3　钻头夹

A. 带钥匙钻头夹；B. 不带钥匙钻头夹；C. 无锁钻头夹；D. 自带接头钻头夹；E. A～C 的配套钻头；F. D 的配套钻头

（2）摇摆锯夹（图14.4.4）：适用于切割骨骼。

配套工具：各型号摇摆锯片。

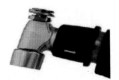 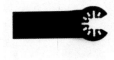

图14.4.4　摇摆锯夹

（3）往返锯夹（图14.4.5）：适用于切割骨骼。

配套工具：锯片。

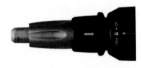 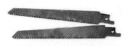

图14.4.5　往返锯夹

（三）操作流程

1. 安装电池

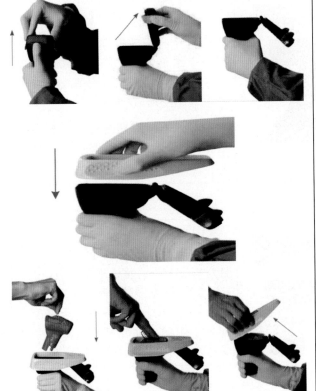

（1）在无菌状态下打开电池盒。

（2）按压电池盒开口处，确保电池盒被完全打开。

（3）安装电池防护罩。

注意：确保防护罩和电池盒贴合紧密，避免放置电池时造成污染。

（4）巡回护士放入电池。

（5）稍用力按压，确保电池被完全放入。

（6）卸下电池防护罩。

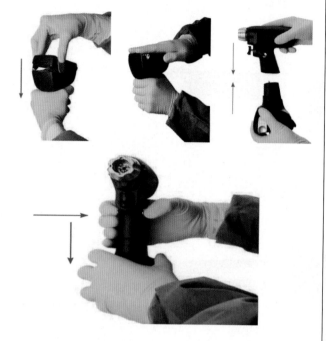

（7）关闭电池盒。

（8）确保电池盒上的锁扣锁紧。

（9）双侧同时按下电池盒锁定键，将电池盒接入手机，电池盒接入后会自动回弹至原始状态。

注意：①确保电池放入方向和电极对接位置正确。②避免所有与电池盒的接触，如误接触，需及时更换。③切勿在术中打开电池盒更换电池，如电池电力不足，应连同电池盒一并更换。④在接入或取出电池盒时，应先将手机开关关闭，防止意外伤。⑤将电池连接至手机时，应确保电池盒上的触点与手机的触点对齐，用力按压确保对接稳妥，然后再轻轻向下拉电池盒，进行检查。

2. 安装工具头

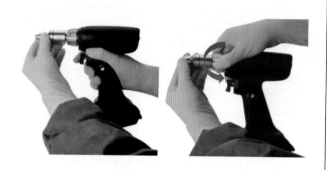

（1）将工具头的定位销与手机上的凹槽对齐。

（2）沿箭头方向转动手机的附件释放环，然后推动工具头，直至完全卡到位（如工具头无法完全卡入手机，则轻轻旋转工具头，直至完全卡入手机）。

（3）工具头完全卡入手机后，松开附件释放环，并轻轻拉动工具头，检查是否已完全锁死。

3. 钻头夹的使用

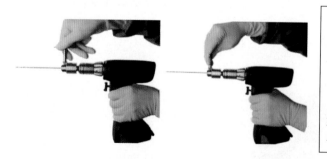

（1）带钥匙钻头夹

1）逆时针旋转钥匙，打开卡盘，将所需工具平行推送进钻头夹。

2）顺时针旋转钥匙，将工具卡紧。

3）工具上紧后检查是否位于卡盘口正中间，并轻轻拉动，检查是否已完全锁死。

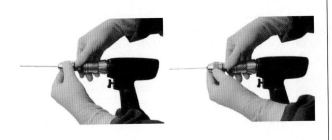

（2）不带钥匙钻头夹

1）抓住固定环并用手旋转卡盘，打开卡盘口。

2）将工具平行推送进钻头夹。

3）反方向旋转卡盘，以关闭卡盘口，将工具卡紧。

4）工具卡紧后检查是否位于卡盘口正中间，并轻轻拉动，检查是否已完全锁死。

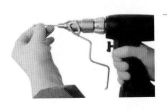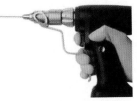

（3）无锁钻头夹

1）将工具平行推送进钻头夹。

2）用手拉动固定杆，固定工具。

3）工具上紧后检查是否位于卡盘口正中间。

（4）自带接头钻头夹

1）旋转卡盘固定环。

2）将工具插入钻头夹，送至底部后松开卡盘固定环，工具将锁紧。

3）工具上紧后检查是否位于卡盘口正中间，并轻轻拉动，检查是否已经完全锁死。

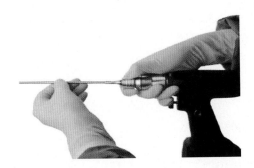

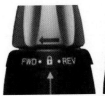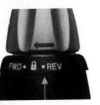

（5）将钻头夹由锁定状态旋转至所需旋转方式。

（6）按动触发器，手机开始工作。

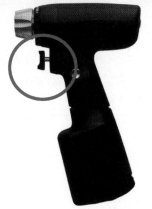

注意：①状态指示箭头必须对准旋转状态的白色点。②FWD为顺时针旋转，REV为逆时针旋转。根据手术情况选择正确的旋转方式。

4. 摇摆锯夹的使用

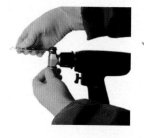
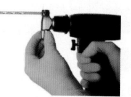

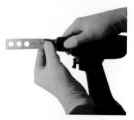

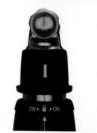
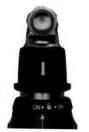

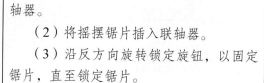

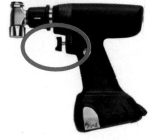

（1）旋转锁定旋钮，完全打开锯片联轴器。

（2）将摇摆锯片插入联轴器。

（3）沿反方向旋转锁定旋钮，以固定锯片，直至锁定锯片。

（4）向后拉动滑动套筒并旋转锯夹，以调整锯动角度。

（5）将钻头夹由锁定状态旋转至"ON"位置。

（6）按动触发器，手机开始工作。

注意：状态指示箭头必须对准旋转状态的白色点。

5. 往返锯夹的使用

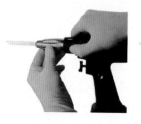
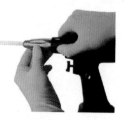

（1）将往返锯片插入联轴器，直至锯片锁定到位。

（2）轻轻拉动锯片以确保其正确就位。

（3）向后拉动滑动套筒并旋转锯夹，以调整锯动角度。

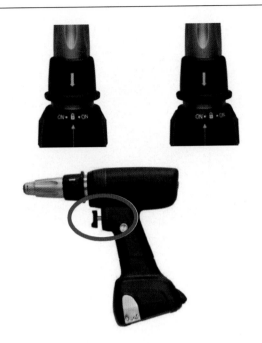

（4）将钻头夹由锁定状态旋转至"ON"位置。

（5）按动触发器，手机开始工作。

注意：状态指示箭头必须对准旋转状态的白色点。

6. 术后整理

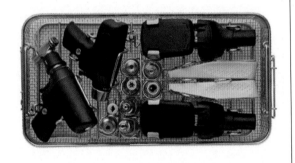

（1）使用完毕后拆卸各配件，妥善存放。

（2）按要求进行清洁消毒。

注意：①为保障下一次使用，电池每次使用完毕都必须充电。②手机可以用流动水冲洗前端部分，但严禁整个浸泡在消毒液中。③工具头应彻底清洁，狭小管腔应使用细小清洁刷刷洗。

第五节 电动多功能气压止血机

（一）电动多功能气压止血机用途

电动多功能气压止血机供在四肢手术时止血。

（二）电动多功能气压止血机组成

电动多功能气压止血机由主机（图14.5.1）、袖带（图14.5.2）组成。

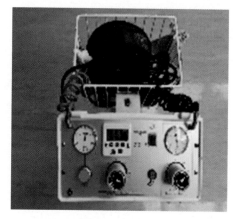

图 14.5.1　主机

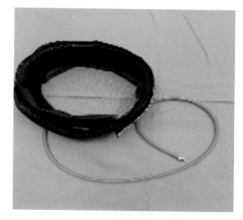

图 14.5.2　袖带

（三）操作流程

1. 设备连接

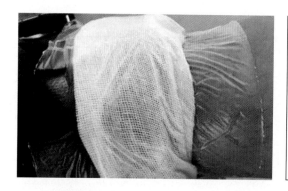

　　将袖带缠绕至手术需求位置，遵医嘱调节压力，设定计时器。

2. 使用步骤

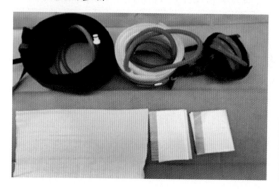

（1）检查仪器及配件是否齐全、完整。
（2）连接电源线。
（3）打开主机开关，指示灯亮。
（4）选择合适的止血带，检查有无漏气。
（5）垫衬垫，缠绕止血带并固定。
（6）连接止血带连接管。

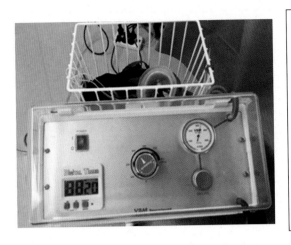

（7）设置参数：上肢工作压力不超过40kPa（300mmHg），下肢不超过60kPa（450mmHg）；工作时间不超过1小时。

（8）驱血带驱血或抬高患肢后按充气键。

（9）当工作时间剩余10分钟、5分钟、1分钟时会自动报警提示。

（10）手术结束，按放气键缓慢放气。

（11）拆除肢体上的止血带。

（12）关闭主机电源，指示灯灭。

（13）拔出电源线，将仪器及配件归位。

第六节　电动取皮机

（一）电动取皮机用途

电动取皮机临床用于植皮手术取皮或皮肤表面伤口的清理。

（二）电动取皮机组成

电动取皮机由主机（图14.6.1）、取皮手柄（图14.6.2）、刀架及螺丝刀（图14.6.3）组成。

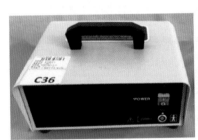

图14.6.1　主机

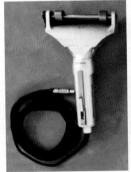

图14.6.2　取皮手柄

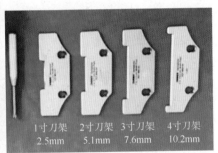

1寸刀架 2寸刀架 3寸刀架 4寸刀架
2.5mm 5.1mm 7.6mm 10.2mm

图14.6.3　刀架及螺丝刀

（三）操作流程

1. 安装刀片

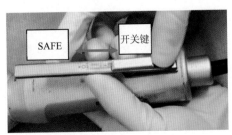

（1）将手柄上的开关键提起，并滑动安全固定键，固定在"SAFE"位置上。

注意：当拆卸刀片及不使用时，开关键必须保持在"SAFE"位置，避免意外活动伤及患者或工作人员。

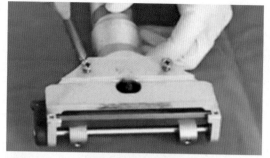

（2）在手柄背面，使用螺丝刀松卸两枚螺丝钉。

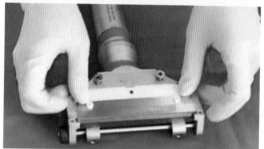

（3）安装取皮刀片。

注意：①拿取时小心操作，避免损伤。②刀片上的小孔应对准主机内凸起的小点。

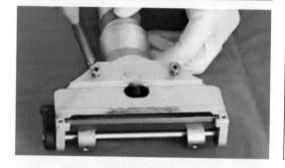

（4）根据需要，装上刀架，并使用螺丝钉将刀架固定在手柄上。

2. 调节取皮厚度

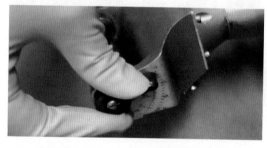

拨动侧方的旋钮调节取皮厚度，每个刻度为 0.05mm。

3. 连接主机

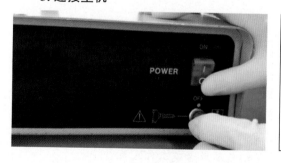

（1）将手柄上的电缆接入主机。
（2）按动"POWER"至"ON"位置，指示灯亮起。

4. 术中使用

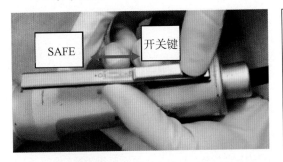

将手柄上的开关键提起，并滑动安全固定键，固定在"ON"位置。

注意：当拆卸刀片及不使用时，开关键必须保持在"SAFE"位置，避免意外活动伤及患者或工作人员。

5. 术后整理

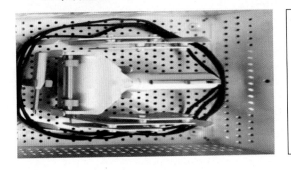

拆卸各配件，将使用后的手柄放回器械盒内，按要求整理。

（黄素珍　刘婕婷　罗小平　张晓春）

参考文献

程海凭，2012.医用治疗设备：原理与结构导论.上海：上海交通大学出版社.

郭莉，2018.手术室护理实践指南.北京：人民卫生出版社.

何丽，高建萍，董薪，2014.手术室医疗设备规范化管理及操作.北京：人民军医出版社.

林岩，2006.实用手术室护理学.广州：中山大学出版社.

孙育红，钱蒨健，周力，2018.手术动力系统分类及维护保养指南.北京：科学出版社.

魏革，刘苏君，王方，2014.手术室护理学.北京：人民军医出版社.

张冬梅，2016.手术室护士规范操作指南.北京：中国医药科技出版社.

张军花，2016.腹腔镜手术配合.北京：科学出版社.

张军花，张春华，周萍，2017.骨科内镜手术配合.北京：科学出版社.

朱丹，2008.手术室护理学.北京：人民卫生出版社.

附　录

附录一　医疗器械分类规则

第一条　为规范医疗器械分类，根据《医疗器械监督管理条例》，制定本规则。

第二条　本规则用于指导制定医疗器械分类目录和确定新的医疗器械的管理类别。

第三条　本规则有关用语的含义是：

（一）预期目的

指产品说明书、标签或者宣传资料载明的，使用医疗器械应当取得的作用。

（二）无源医疗器械

不依靠电能或者其他能源，但是可以通过由人体或者重力产生的能量，发挥其功能的医疗器械。

（三）有源医疗器械

任何依靠电能或者其他能源，而不是直接由人体或者重力产生的能量，发挥其功能的医疗器械。

（四）侵入器械

借助手术全部或者部分通过体表侵入人体，接触体内组织、血液循环系统、中枢神经系统等部位的医疗器械，包括介入手术中使用的器材、一次性使用无菌手术器械和暂时或短期留在人体内的器械等。本规则中的侵入器械不包括重复使用手术器械。

（五）重复使用手术器械

用于手术中进行切、割、钻、锯、抓、刮、钳、抽、夹等过程，不连接任何有源医疗器械，通过一定的处理可以重新使用的无源医疗器械。

（六）植入器械

借助手术全部或者部分进入人体内或腔道（口）中，或者用于替代人体上皮表面或眼表面，并且在手术过程结束后留在人体内30日（含）以上或者被人体吸收的医疗器械。

（七）接触人体器械

直接或间接接触患者或者能够进入患者体内的医疗器械。

（八）使用时限

1. 连续使用时间　医疗器械按预期目的、不间断的实际作用时间；

2. 暂时　医疗器械预期的连续使用时间在24小时以内；

3. 短期　医疗器械预期的连续使用时间在24小时（含）以上、30日以内；

4. 长期　医疗器械预期的连续使用时间在30日（含）以上。

（九）皮肤

未受损皮肤表面。

（十）腔道（口）

口腔、鼻腔、食道、外耳道、直肠、阴道、尿道等人体自然腔道和永久性人造开口。

（十一）创伤

各种致伤因素作用于人体所造成的组织结构完整性破坏或者功能障碍。

（十二）组织

人体体内组织，包括骨、牙髓或者牙本质，不包括血液循环系统和中枢神经系统。

（十三）血液循环系统

血管（毛细血管除外）和心脏。

（十四）中枢神经系统

脑和脊髓。

（十五）独立软件

具有一个或者多个医疗目的，无需医疗器械硬件即可完成自身预期目的，运行于通用计算平台的软件。

（十六）具有计量测试功能的医疗器械

用于测定生理、病理、解剖参数，或者定量测定进出人体的能量或物质的医疗器械，其测量结果需要精确定量，并且该结果的准确性会对患者的健康和安全产生明显影响。

（十七）慢性创面

各种原因形成的长期不愈合创面，如静脉性溃疡、动脉性溃疡、糖尿病性溃疡、创伤性溃疡、压力性溃疡等。

第四条　医疗器械按照风险程度由低到高，管理类别依次分为第一类、第二类和第三类。

医疗器械风险程度，应当根据医疗器械的预期目的，通过结构特征、使用形式、使用状态、是否接触人体等因素综合判定。

第五条　依据影响医疗器械风险程度的因素，医疗器械可以分为以下几种情形：

（一）根据结构特征的不同，分为无源医疗器械和有源医疗器械。

（二）根据是否接触人体，分为接触人体器械和非接触人体器械。

（三）根据不同的结构特征和是否接触人体，医疗器械的使用形式包括：

无源接触人体器械：液体输送器械、改变血液体液器械、医用敷料、侵入器械、重复使用手术器械、植入器械、避孕和计划生育器械、其他无源接触人体器械。

无源非接触人体器械：护理器械、医疗器械清洗消毒器械、其他无源非接触人体器械。

有源接触人体器械：能量治疗器械、诊断监护器械、液体输送器械、电离辐射器械、植入器械、其他有源接触人体器械。

有源非接触人体器械：临床检验仪器设备、独立软件、医疗器械消毒灭菌设备、其他有源非接触人体器械。

（四）根据不同的结构特征、是否接触人体以及使用形式，医疗器械的使用状态或者其产生的影响包括以下情形：

无源接触人体器械：根据使用时限分为暂时使用、短期使用、长期使用；接触人体的部位分为皮肤或腔道（口）、创伤或组织、血液循环系统或中枢神经系统。

无源非接触人体器械：根据对医疗效果的影响程度分为基本不影响、轻微影响、重要影响。

有源接触人体器械：根据失控后可能造成的损伤程度分为轻微损伤、中度损伤、严重损伤。

有源非接触人体器械：根据对医疗效果的影响程度分为基本不影响、轻微影响、重要影响。

第六条　医疗器械的分类应当根据医疗器械分类判定表进行分类判定。有以下情形的，还应当结合下述原则进行分类：

（一）如果同一医疗器械适用两个或者两个以上的分类，应当采取其中风险程度最高的分类；由多个医疗器械组成的医疗器械包，其分类应当与包内风险程度最高的医疗器械一致。

（二）可作为附件的医疗器械，其分类应当综合考虑该附件对配套主体医疗器械安全性、有效性的影响；如果附件对配套主体医疗器械有重要影响，附件的分类应不低于配套主体医疗器械的分类。

（三）监控或者影响医疗器械主要功能的医疗器械，其分类应当与被监控、影响的医疗器械的分类一致。

（四）以医疗器械作用为主的药械组合产品，按照第三类医疗器械管理。

（五）可被人体吸收的医疗器械，按照第三类医疗器械管理。

（六）对医疗效果有重要影响的有源接触人体器械，按照第三类医疗器械管理。

（七）医用敷料如果有以下情形，按照第三类医疗器械管理，包括：预期具有防组织或器官粘连功能，作为人工皮肤，接触真皮深层或其以下组织受损的创面，用于慢性创面，或者可被人体全部或部分吸收的。

（八）以无菌形式提供的医疗器械，其分类应不低于第二类。

（九）通过牵拉、撑开、扭转、压握、弯曲等作用方式，主动施加持续作用力于人体、可动态调整肢体固定位置的矫形器械（不包括仅具有固定、支撑作用的医疗器械，也不包括配合外科手术中进行临时矫形的医疗器械或者外科手术后或其他治疗中进行四肢矫形的医疗器械），其分类应不低于第二类。

（十）具有计量测试功能的医疗器械，其分类应不低于第二类。

（十一）如果医疗器械的预期目的是明确用于某种疾病的治疗，其分类应不低于第二类。

（十二）用于在内镜下完成夹取、切割组织或者取石等手术操作的无源重复使用手术器械，按照第二类医疗器械管理。

第七条　体外诊断试剂按照有关规定进行分类。

第八条　国家食品药品监督管理总局根据医疗器械生产、经营、使用情况，及时对医疗器械的风险变化进行分析、评价，对医疗器械分类目录进行调整。

第九条　国家食品药品监督管理总局可以组织医疗器械分类专家委员会制定、调整医疗器械分类目录。

第十条　本规则自2016年1月1日起施行。2000年4月5日公布的《医疗器械分类规则》（原国家药品监督管理局令第15号）同时废止。

附录二 医疗器械监督管理条例（2017年修订版）

请参见 http://www.nmpa.gov.cn/WS04/CL2076/331389.html。

附录三 医疗器械分类目录

请参见 http://www.nmpa.gov.cn/WS04/CL2138/300389.html。